品嚐好書　冠群可期　品嚐好書　冠群可期

傳統民俗療法 9

神奇藥酒療法

安在峰·編著

品冠文化出版社

○傳統民俗療法⑨

2

□神奇藥酒療法　序文

叢書總序

　　中國傳統醫學是千百年來歷代名醫智慧的結晶，是袪病健身、延年益壽取之不盡的大寶庫。對一些常見病，中國醫學積累了許多簡易有效的傳統療法。

　　本套「傳統民俗療法」叢書挖掘、整理、精編了散在於民間及各種醫書中的傳統療法，並用簡明的文字、清晰的圖解介紹給讀者，以便大家選用。

　　叢書包括《神奇刀療法》《神奇拍打療法》《神奇拔罐療法》《神奇艾灸療法》《神奇貼敷療法》《神奇薰洗療法》《神奇耳穴療法》《神奇指針療法》《神奇藥酒療法》《神奇藥茶療法》……等。

　　希望叢書能給您和您的親人解除病痛，給您的家庭帶來幸福。

前　言

　　藥酒療法是我國醫學文化寶庫中的一顆明珠，
在我國有著悠久的歷史。長期以來，它在防病治
病、養生保健中發揮了重大的作用。

　　它以製作簡便、服用方便、療效確切、便於存
放等優點，深受人們的喜愛，成爲我國傳統醫學中
的一種重要治療方法。

　　健康長壽，春顏永駐，是人類永恆的追求。隨
著人們生活水平的不斷提高，醫療知識的日益豐
富，人們增壽延年的慾望愈加強烈，於是把企盼的
目光再次投向了藥酒。

　　爲了滿足人們的需求，筆者本著「挖掘、整
理、繼承、普及、提高」的原則，查閱了大量的
文獻資料，再經比較分析，結合研究心得，取精匯
萃，編撰成冊，定名爲《神奇藥酒療法》，以冀廣
大讀者能從中得到一些有益的啓迪和實在的幫助。

　　全書分爲上、下兩篇。

　　上篇爲總論，主要介紹藥酒的起源和發展、配
製與釀造、服法及禁忌。

下篇爲各論，對治療 72 種疾病及四類養生保健藥酒計 400 餘方，從方名、適用、配方、製法、用法、功效六個方面進行了詳細的介紹。

　　在寫法上力求通俗易懂，讀之則會，會之能用，用之生效。

　　由於編著者水平有限，加之時間倉促，書中難免有謬誤之處，希望廣大讀者批評指正。

編著者

目　錄

☞上篇

總　論

第一節　藥酒的起源與發展

　　藥酒，古代同其他酒統稱「醪醴」。我國最早的醫書《黃帝內經》中就有「湯液醪醴論篇」。醪醴，就是五穀製成的酒類，醪為濁酒，醴為甜酒。酒與中藥完美結合的產物為藥酒。

　　藥酒是用白酒或黃酒或酒精為溶媒，與具有治療和滋補性質的各種中藥或食物，經過浸泡或煎煮等不同形式的結合而取得的含有藥物有效成分的製劑；也有以藥物和穀類及酒曲共同作為釀酒原料，以不同形式加以釀製而成的藥酒。因為酒有「通血脈，行藥勢，溫腸胃，禦風寒」等作用，所以，酒和藥配製可以增強藥力，既可治療疾病和預防疾病，又可用於病後的輔助治療。滋補藥酒還可以藥之功，借酒之力，起到補虛強壯和抗衰益壽的作用。

　　古醫治病，借助酒力使藥物發揮更好療效的事例，

從古「醫」字的結構上可以看出一二。「醫」字其下部的「酉」即為酒。這充分說明古代醫病，是離不開用酒的，其實酒也是中藥的一味。

殷商時期已開始有了藥酒的文字記載。殷墟出土的甲骨文上有「鬯其酒」，後漢班固《白虎通義》解釋曰：「鬯有以百草之香，鬱金合而釀之成為鬯。」這足以說明殷商時期已有了芳香的藥酒。

秦漢時期，藥酒在醫療領域已廣泛運用。1973 年在長沙馬王堆三號漢墓出土的迄今我國發現的最古醫學方書《五十二病方》中。記載了內、外用酒配方 30 餘方，用以治療疽、蛇傷、疥瘙等病。馬王堆出土的另外兩本帛書《養生方》和《雜療方》中，酒劑配方，藥酒用藥，釀製工藝等記述。

《史記‧扁鵲倉公列傳》有淳于意用藥酒治癒濟兆王病「風蹶胸滿」和菑川王美人患「難產症」的驗案。成書於東漢末期的《神農本草》也記載「藥性有宜丸者，宜散者，宜水煮者，宜酒漬者，宜膏煎者，有一物兼宜者，亦有不可入湯酒者，並隨藥性，不得違越。」武威漢簡《治百病方》簡牘中也記載有醴劑，並有「醇酒漬之」、「醇酒和飲」的論述。東漢末年張仲景所著的《傷寒雜病論》中有「紅藍花酒」、「麻黃醇酒湯」、「栝蔞薤白白酒湯」等藥酒配方和用酒劑治療疾病的有關記載。

總之，秦漢時期，已廣泛將藥酒運用於臨床，並積累了豐富的經驗。

　　晉梁時期，對藥酒的製法和釀造工藝有了詳細記載和總結。晉·葛洪《肘後備急方》載有浸漬、煮等製藥酒的方法，並記錄了桃仁酒、豬胰酒、金牙酒、海藻酒等治療藥酒。成書於五世紀，賈思勰所著的《齊民要術》中載有釀酒專章，其中對浸藥專用酒的製作，從曲的選擇到釀造步驟均有較詳細的說明。

　　梁·陶弘景《名醫別錄》中記載了酒的性味功用。在其編撰的《本草經集注》裡詳細說明了酒的浸漬方法：「凡漬藥酒，皆經細切，生絹袋盛之，乃入酒密封，隨寒暑數日，視其濃烈，便可漉出，不必待至酒盡也，滓可暴燥微搗，更漬飲之，亦可散服」。

　　唐代，使藥酒又有新的發展。唐·孫思邈的《千金方》專列「酒醴」篇，列酒方達 30 餘方，不少至今還用。繼《千金方》之後，由孟詵所著的《食療本草》記載了桑椹酒、蔥豉酒等很多酒方。還提出了「地黃、牛膝、虎骨、仙靈脾、通草，大蘭、牛蒡、枸杞等，皆可和釀作酒」的復方釀造藥酒，此為關於復方釀造藥酒的最早記載。

　　再後，王燾所撰之《外臺秘要》卷三十一，「古今諸家酒方」共載有酒方 11 方，其中有 9 方為復方釀造酒。由此可見，唐代不僅保存和發揚了以前的藥酒配製

方法，而且還有復方釀造酒的新藥酒出現，使藥酒製造工藝又有了新的發展。

宋代，我國現存最早的論酒專著《北山酒經》問世，朱肱在書中論述了酒的歷史功過及作用，還記載了製酒的原料、方法及 13 種藥曲和部分酒的內容。

這個時期藥酒的種類和藥酒的應用範圍有了明顯的擴大，僅《太平聖惠方》就設有藥酒專節多達 6 篇，連同《聖濟總錄》《太平惠民和劑局方》《濟生方》等書，記載藥酒種類達數百種，運用藥酒內服或外治的病種涉及內、外、婦、兒、五官等各科多種疾病。還提出了隔水加熱的「煮酒」法，這種熱浸法製成的藥酒，使藥物有效成分的浸出率有所增加，提高了藥酒的療效。這個時期，陳直在《養老奉親書》中，還記載了適合老年人服用的保健藥酒。

明代，藥酒有了更進一步的發展。此時是中藥學發展的鼎盛時期，這個時期留下的方書及本草著作甚多，這些書中收載了大量的藥酒方，僅《本草綱目》卷二十五酒項下「附諸藥酒方」就載藥酒方 69 種，連同附於各藥目下的藥酒配方約有 200 餘種。周定王、朱橚等人編著的《普濟方》中，收載藥酒也足有 300 餘種。

清代，補益保健藥酒盛行。這個時期用藥酒補益調理是宮中保健醫療的一大特色，在乾隆的 6 個長壽醫方中，酒劑竟占一半，除龜齡酒外，尚有松齡太平春酒及

春齡益壽酒等，慈禧也常用夜合枝酒；光緒有時也要飲上幾杯葡萄酒。宮中還有後妃及王公所喜愛的清宮玉蓉葆春酒等益壽祛病、美容固齒的藥酒等。

近代，中藥藥酒的醫療保健作用，受到醫療工作者和廣大人民群眾的普遍關注。特別是近幾年來，在繼承和發揚傳統藥酒製備方法優點的基礎上，大膽採用現代先進的酒劑製造工藝，嚴格了衛生與質量標準，使藥酒的質量有了極大的提高，並有大量的市售成品藥酒上市，這些名貴藥酒有調治疾病的風濕藥酒、虎骨酒、田七酒、木瓜酒；補養強身的人參酒、首烏酒、十全大補酒、鹿茸酒、益春延壽酒等，以其獨特的風味，確切的效果，深受人們的青睞，成為我國中醫藥文化中最為絢麗多彩的一枝奇葩。

隨著藥酒新產品的不斷研製和開發以及劑型的創新，藥酒的配方將更加科學合理，製備工藝和劑型將會更加先進完善，臨床效果將更為突出，也將會為人類健康長壽做出新的、更大的貢獻。

第二節　藥酒的配製與釀造

一、選　料

1.白酒：係指以含糖或澱粉的原料，經糖化、發

酵、蒸餾製得的酒，也稱為蒸餾酒。

2.黃酒：是用含糖或澱粉的原料，經過糖化、發酵、過濾殺菌後製得的酒，也稱發酵酒或釀造酒。

3.酒曲：我國目前的酒曲有大曲、小曲、紅曲、麥曲、麩曲5大類。

(1)大曲：是以小麥和豌豆為原料，經粉碎壓製成大塊磚形的曲坯，透過原料、水、工具及自然環境中帶入的微生物自然接種，在一定的溫度、濕度下培養製成。

(2)小曲：是以米粉、米糠為原料，配加少量辣蓼草、中草藥，接種曲母培養製成。

(3)紅曲：是釀製黃酒的特殊曲種，以大米為原料，接種曲母培養製成。

(4)麥曲：是以小麥為原料，軋碎加水成型，經培養製成。

(5)麩曲：以麩皮為原料，接入純種的糖化黴菌，經人工控製溫度、濕度培養而成。

二、製　法

1.冷浸法：

將藥材加工碎，裝入紗布袋紮緊袋口（也可不裝袋），置於帶蓋的陶、瓷壇、罐、缸、或帶塞玻璃瓶等非金屬製的容器中，一般按藥物與酒以 1：5～10 比

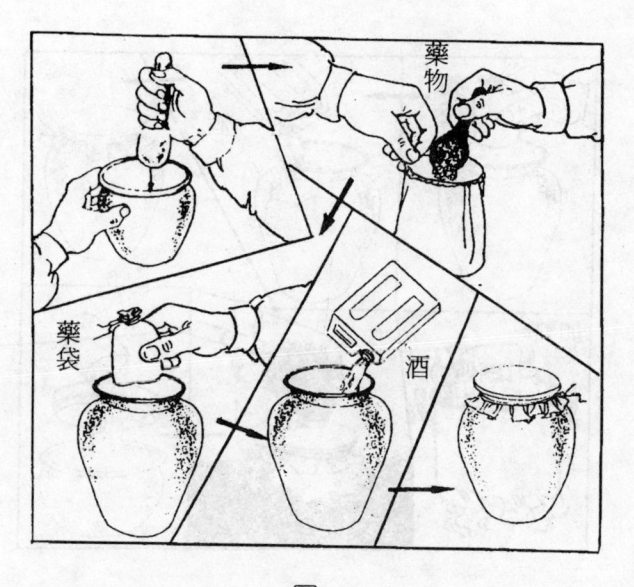

圖1

例，倒入白酒或黃酒或酒精，加蓋密封壇、罐、缸、或瓶口，置於陰涼處，每天搖晃1～2次，浸漬7～30日以上，可過濾壓榨去渣，取酒液即成（圖1）。

　　2.熱浸法：

　　將藥材加工碎，放入帶蓋的酒壇等容器中，按照藥物與酒以1：5～10的比例，倒入白酒或黃酒或酒精，加蓋密封，置於鍋裡，隔水煮沸5～30分鐘，取出埋入地下土中（去火毒）7～15日後取出，或置於陰涼處10～30日，過濾去渣後即成（圖2）。

　　3.勾兌法：

　　也稱煎煮法，是將藥材加工碎後，放入砂鍋內，加

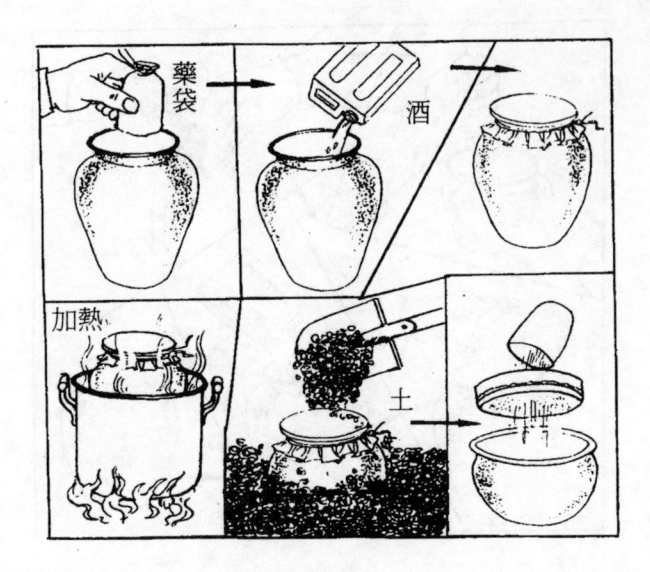

圖2

入超出藥面 10 公分左右的水，加熱煮沸30～120 分鐘，過濾取汁，再復煎藥渣一次，過濾取汁，兩次藥汁靜置 8 小時；取上清液，與同等量的白酒或黃酒同倒入酒壇等容器中，密封壇口 7 日後即成（圖3）。

4.調和法：

是將藥末與酒調和均勻或鮮藥汁與酒調和均勻而得藥酒製劑的方法。其具體方法如下：

(1)藥末酒調和法：將藥材研成細末，將細末放入容器內，倒入 2～5 倍的白酒或黃酒，攪拌調和均勻即成（圖4）。

(2)鮮藥汁酒調和法：將鮮藥洗淨，瀝乾，加工

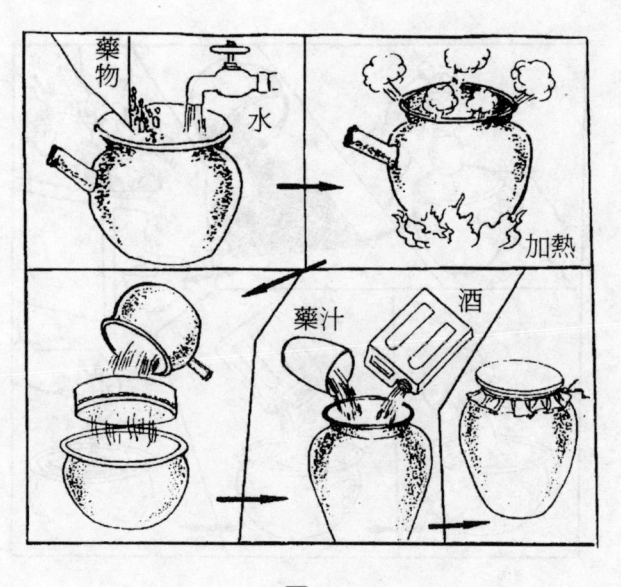

圖3

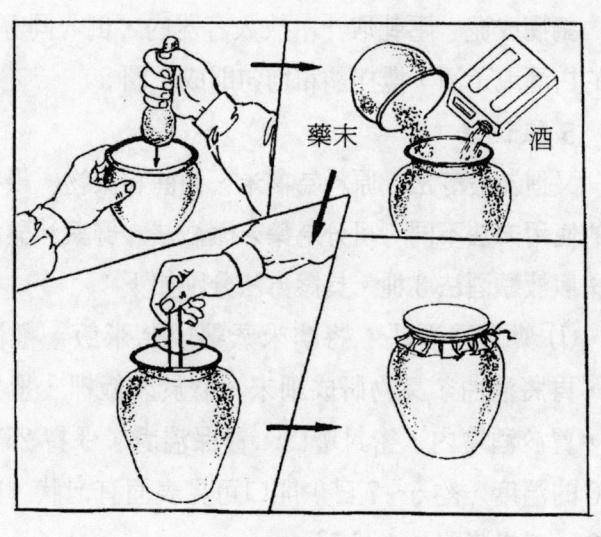

圖4

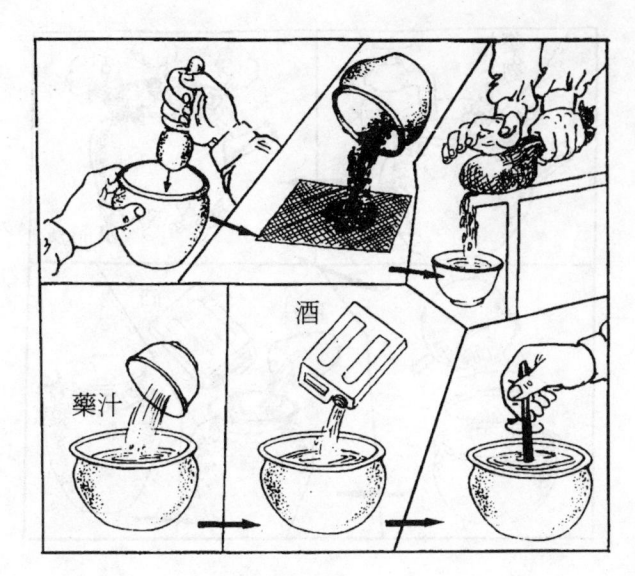

藥汁　酒

圖5

碎，搗攔成泥，壓軋取汁，放入容器內，倒入同等或2倍的白酒或黃酒，攪拌調和均勻即成（圖5）。

5.釀造法：

又稱為發酵法。原料為糯米、酒曲和藥物。根據藥物的使用方法不同，可分為藥末釀酒法、鮮藥汁釀酒法和藥煎液釀酒法3種。具體方法分別如下：

(1) 藥末釀酒法：將糯米蒸熟成為米飯，攤開晾涼，再將酒曲、藥物研成細末，撒於米飯裡，攪拌均勻，置於酒壇內，密封壇口，置保溫處，保持25℃～30℃的溫度，約5～7日，開口可見表面有泡狀，則藥酒熟，濾去渣即成（圖6）。

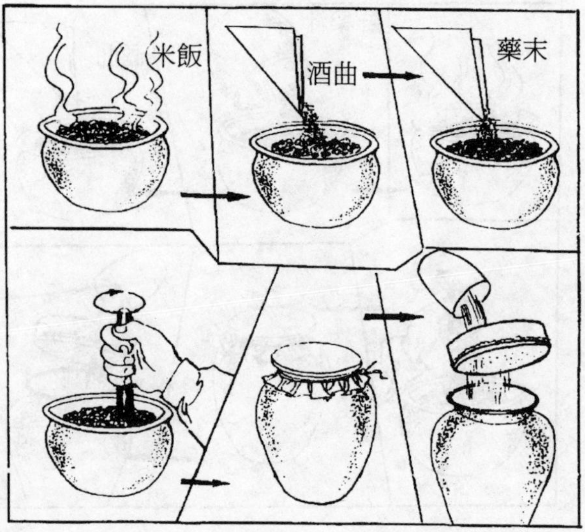

米飯　　酒曲　　藥末

圖6

　(2)鮮藥汁釀酒法：將糯米蒸熟成為米飯，攤開晾涼，再將藥物洗淨搗成泥狀壓軋取汁備用，將酒曲研成細末，把米飯、藥汁、酒曲末拌勻，置於乾淨的酒壇內，加蓋密封，置於25℃～30℃的溫度處，約5～7日藥酒熟，濾去渣即成（圖7）。

　(3)藥煎液釀酒法：將糯米蒸熟成為米飯，攤開晾涼，再將藥物放入砂鍋內加水超出藥面煎沸30～60分鐘後，取汁待涼，酒曲研為細末，把米飯、藥液、酒曲拌勻，置於乾淨的酒壇內，加蓋密封，置於25℃～30℃的溫度處，約5～7日，藥酒則熟，濾去渣即成（圖8）。

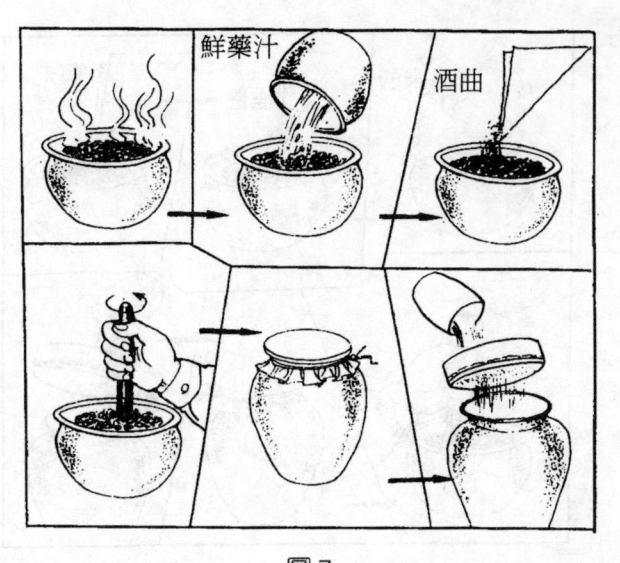

鮮藥汁　　酒曲

圖7

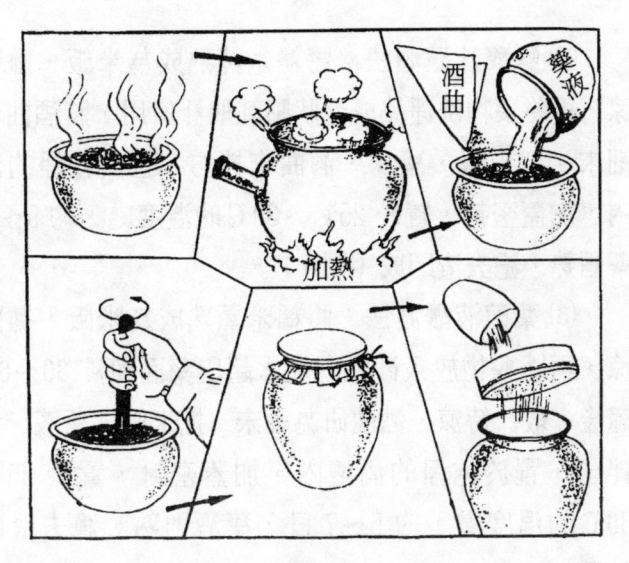

酒曲　藥液

加熱

圖8

三、要　點

製造藥酒過程中，要注意衛生，防止有害物質的污染。忌用鉛、鋁製品作器具。運用熱浸時，要密封壇口，煮沸時間不宜太長，以防酒氣揮發。

釀酒時，保持溫度，但溫度應以波動小為好，不可偏高，因為溫度高不僅會加快酒的化學反應的速度，加速酒的老化，增加酒的損耗，降低酒的非生物穩定性，而且對於低酒度的釀造酒類，還容易導致雜菌繁殖並酸敗變質。

貯酒環境的濕度也需相宜，濕度高容易繁殖雜菌，污染貯酒；溫度過低，會使酒壇的封泥開裂。

第三節　藥酒的服法及禁忌

飲服藥酒一般溫服為好，這樣有利於藥效的發揮，飲服的劑量可根據藥物的性質而定，一般地每次飲服10～30毫升，每日早、晚各服1次，或根據病情及所用藥物的性質及濃度而調整。

有些滋補性藥酒，也可以在就餐時服用，邊飲邊吃菜。治病性的藥酒，病癒後一般不宜再服。滋補酒，則需較長時間飲服，才能奏效。

飲服藥酒，若能做到正確、適量、合理，則對身體

大有益處；如若亂服，無量限制，容易造成藥物或酒精中毒，出現肝硬化、老年痴呆、智力減退，多發性神經炎等症。因此飲用藥酒應注意以下問題：

1. 應根據病情及體質情況，合理正確地選擇相適應的藥酒，禁忌盲目濫用。

2. 應根據方後所標註的劑量及自身耐受情況掌握用量，不可超量飲用，更忌暴飲，圖「過酒癮」。

3. 飲服藥酒的時間應根據處方要求而定，一般地是，滋補劑在飯前服；對胃有刺激的藥酒宜飯後服；有瀉下作用的藥酒宜空腹服；安神藥酒宜睡前服。

4. 飲用有解表作用的藥酒，忌生冷、酸食；調理脾胃的藥酒忌油膩、腥臭、生冷等不易消化之食物。

5. 飲服補益類藥酒，忌食蘿蔔等具有消導性的食物。

6. 飲藥酒時，應避免具有不同治療作用的藥酒交叉飲用。

7. 飲用藥酒不宜與某些西藥同服，以免因藥酒的作用而增強某些西藥的毒性，影響療效或引起其它副作用，甚至造成生命危險。

8. 患有肝病的病人、孕婦、經期婦女忌服藥酒。患有高血壓及心腦血管疾病者飲酒，要在醫生的指導下合理飲用。

9. 飲用藥酒後一般不宜頂風冒寒，不宜立即看電

視，忌立即行房事。

　　10.對壇底殘留的少量藥酒，以不飲用為妥。

　　11.外用藥酒及酊劑，忌飲服。

　　12.外用藥酒及酊劑有刺激性，凡皮膚破潰或糜爛者，均應禁用。

⑥海洋污染防治法

☞下篇

各　論

┌────────────────────┐
│ 第一節　內服袪病藥酒 │
└────────────────────┘

一、上呼吸道感染

┌─────────┐
│ 診斷要點 │
└─────────┘

　　1.鼻塞、噴嚏、流涕、咽部乾癢作痛。輕者僅有低熱；重者會有畏寒、高熱、頭痛、聲音嘶啞、肌肉酸痛及全身不適。

　　2.鼻黏膜及咽部充血，有灰白色點狀滲出物，或扁桃體紅腫，有膿性分泌物，頜下淋巴結腫大，壓痛。肺部無異常體徵。

┌─────────┐
│ 藥酒療法 │
└─────────┘

法1 青果酒

〔適用〕本酒適於上呼吸道感染者、咽喉炎患者飲用。

〔配方〕西青果 250 克，白酒 2500 毫升（c.c）。

〔製法〕將上藥洗淨搗碎，放入小酒壇內，倒入白酒，加蓋密封，浸泡。每天搖晃 1 次。10 日後可開封飲服。

〔用法〕每日 2 次，每次飲服 10～20 毫升。

〔功效〕清熱生津，利咽解毒，開音澀腸。

法2 麥菊酒

〔適用〕本酒適於上呼吸道感染及咽喉炎患者服用。

〔配方〕麥冬 90 克，野菊花 80 克，金銀花 80 克，黃酒 2500 毫升。

〔製法〕將上藥放入壇中，倒入黃酒，加蓋密封，隔天搖晃 1 次，浸泡 7 日後可開封，過濾去渣即成。

〔用法〕每日早晚各 1 次，每次飲服 15～30 毫升。

〔功效〕清熱生津，利咽解毒。

法3 金蓮花酒

〔適用〕本酒適於上呼吸道感染、熱毒引起的咽喉腫痛、吞咽不利、聲音嘶啞等病症患者飲服。

〔配方〕金蓮花 80 克，大青葉 80 克，知母 50 克，杏仁 60 克，黃酒 2500 毫升。

〔製法〕將上藥放入酒壇內，倒入黃酒，加蓋密封，每日搖晃 1 次，浸泡 15 日開封過濾去渣即成。

〔用法〕每日 2～3 次，每次 10～20 毫升。

〔功效〕清熱解毒，清肺止咳。

二、慢性支氣管炎

診斷要點

1. 多見 40 歲以上中、老年患者，起病前常有感冒。多在寒冷季節發病。咳嗽、咳痰以清晨為著。隨著病情的加重，咳嗽、咳痰終年不斷。

2. 排除其他心肺疾病，凡有咳嗽、咳痰，或伴有喘息反覆發作，每年患病至少 3 個月，並持續兩年以上者。

藥酒療法

法1 寒涼咳嗽酒

〔適用〕本酒適於寒冷咳嗽、咳嗽氣喘、鼻寒流清涕、喉癢聲重者及慢性支氣管炎患者飲服。

〔配方〕紫蘇 60 克，杏仁、瓜蔞皮、貝母、半夏、枳殼、百部、桔梗、桑白皮、枇杷葉、茯苓各 15 克，陳皮、乾薑各 30 克，細辛、豆蔻仁、五味子各 7.5 克，甘草 1.5 克，白酒 2500 毫升。

〔製法〕上藥共搗碎放入紗布袋中，紮緊布袋口，放入容器中，倒入白酒，密封，每天搖晃 1 次，浸泡

15 日後去藥渣即成。

〔用法〕每日早、晚各飲 1 次，每次服 30～50 毫升。久咳痰少、痰中帶血絲、口燥咽乾者忌服。

〔功效〕祛風散寒，止嗽平喘。

法2 橘紅酒

〔適用〕本酒適於肺脾不和、濕痰久蘊而引起的喘嗽久痰、每逢感寒即復發不癒的慢性氣管炎患者飲用。

〔配方〕橘紅 200 克，白酒 2500 毫升。

〔製法〕將橘紅研成粗末，盛入布袋置入酒壇中，倒入白酒，密封壇口，浸泡 7 天即成。

〔用法〕每日 1 次，晚睡前飲服，每次服 10～15 毫升。

〔功效〕理氣散寒，化痰止嗽。

法3 蘇子酒

〔適用〕本酒適於慢性支氣管炎患者飲用。

〔配方〕紫蘇子 60 克，黃酒 2500 毫升。

〔製法〕將紫蘇子放入鍋中用文火微炒，裝入紗布袋，置於酒壇之中，倒入黃酒，加蓋密封。每日搖晃 1 次，浸泡 7 天後，棄去藥袋即成。

〔用法〕每日 2 次，每次飲服 10 毫升。熱性咳喘者不宜服用。

〔功效〕止咳平喘，降氣消痰。

法4 祛痰止咳酒

〔**適用**〕本酒適於老年慢性氣管炎、咳嗽者飲服。

〔**配方**〕天冬 400 克，黃酒 2000 毫升，白糖 100克。

〔**製法**〕將天冬加水 750 毫升煮沸，倒入壇中，冷卻後加入黃酒、白糖，密封壇口，浸泡 30 天後即成。

〔**用法**〕每日 3 次，飯後飲服，每次飲 10 毫升。

〔**功效**〕潤肺，治五勞七傷，虛勞咳嗽。

三、支氣管擴張

診斷要點

1.幼年時有麻疹、百日咳、支氣管肺炎及呼吸道反覆感染的病史。

2.長期咳嗽，咳大量膿性痰，以清晨起床或體位變動時為著。

3.間斷咯血，程度不等，但在間歇期一般情況良好。少數患者僅有反覆咯血，而無明顯咳嗽、咳痰及毒性症狀。

4.經常發熱，尤其於痰液不易咳出或肺部繼發感染時。

藥酒療法

法1 蟲草酒

〔適用〕本酒適於勞嗽痰血、支氣管擴張、陽痿遺精患者飲服。

〔配方〕冬蟲夏草50克，白酒2500毫升。

〔製法〕將冬蟲夏草研末放入酒壇，倒入白酒，密封壇口，每日搖晃1～2次，浸泡15日即成。

〔用法〕每日1次，每次10～15毫升。

〔功效〕滋肺益腎，止咳化痰。

法2 茅根藕節酒

〔適用〕本酒適於因肺熱火盛、灼傷血絡所致的咯血症，如支氣管擴張等患者飲服。

〔配方〕白茅根180克，藕節30個，白酒2500毫升。

〔製法〕將上藥洗淨切碎，放入砂鍋，加水高出藥面10公分，煎沸1～2小時，過濾，再復煎1次，合併兩次濾液，靜置8小時，取上清液加熱濃縮成稠狀清膏，待冷後放入酒壇，倒入白酒，密封壇口，7日後即成。

〔用法〕每日1～2次，每次15～20毫升。

〔功效〕清熱涼血，止血。

法3 桑 葉 酒

〔適用〕本酒適於肺熱咳嗽、痰中帶血的支氣管擴張咯血者飲用。

〔配方〕霜桑葉 250 克，白酒 2500 毫升。

〔製法〕將霜桑葉放入砂鍋，加入水適量（一般高出藥面 10 公分），煎沸 1～2 小時，過濾再復煎 1 次，合併兩次濾液，靜置 8 小時，取上面清液加熱濃縮成稠狀清膏，待冷後放入酒壇，倒入白酒，密封壇口，7 日即成。

〔用法〕每日 2 次，每次飲服 10～20 毫升。

〔功效〕清熱瀉火，涼血止血。

四、支氣管哮喘

診斷要點

1.反覆發作性帶有哮鳴音的呼氣性呼吸困難，常以接觸過敏原或呼吸道感染等為誘因，喘息發作常突發而起，可自行或治療後緩解。

2.發作時雙肺可聞廣泛哮鳴音，伴呼氣時間延長，合併感染時可聞及濕羅音。重症者伴有輔助呼吸肌的劇烈活動、心率增快與奇脈。

藥酒療法

法1 蘇葉陳皮酒

〔適用〕本酒適於支氣管哮喘患者飲服。

〔配方〕乾蘇葉 180 克，陳皮 240 克，白酒 2500 毫升。

〔製法〕將上藥放入鋁鍋，再倒入白酒，將鋁鍋放入燒沸的開水中，隔水煎煮 30～60 分鐘，去渣過濾，倒入酒壇即成。

〔用法〕每日 2 次，溫熱飲服，每次飲 20～30 毫升。

〔功效〕散寒燥濕，理氣化痰。

法2 桑白皮酒

〔適用〕本酒適於肺熱咳喘痰多及支氣管哮喘等患者飲服。

〔配方〕桑白皮 500 克，黃酒 2500 毫升。

〔製法〕將桑白皮切碎，放入酒壇中，倒入黃酒，加蓋密封壇口，置於陰涼處，每日搖蕩 1～2 次，7 日後即成。

〔用法〕每日 3 次，每次飲服 15～20 毫升。肺寒咳嗽者忌用。

〔功效〕瀉肺平喘。

法3 蜜膏酒

〔**適用**〕本酒用於肺氣虛寒，風寒所傷，語言嘶塞，喘嗽及支氣管哮喘等患者飲服。

〔**配方**〕蜂蜜 250 克，飴糖 250 克，生薑汁 125 克，生百部汁 125 克，棗泥 75 克，杏仁泥 75 克，橘皮末 60 克，白酒 250 毫升。

〔**製法**〕將杏仁泥、百部汁、橘皮末加水 1000 毫升，煎煮至 500 毫升去渣，入蜜、薑汁、飴糖、棗泥，文火再熬取膏。將藥膏放入酒壇，倒入白酒，加蓋密封壇口，每日搖蕩 1～2 次，浸泡 7 日後即成。

〔**用法**〕每日 3 次，溫酒飲服，每次服 10～15 毫升。飲服時可細細含咽。

〔**功效**〕疏風散寒，止咳平喘。

法4 靈芝人參酒

〔**適用**〕本酒適於肺癆久咳、痰多、肺虛氣喘及消化不良、失眠等症患者飲服。

〔**配方**〕靈芝 80 克，人參 40 克，冰糖 800 克，白酒 2500 毫升。

〔**製法**〕將靈芝、人參洗淨，切薄片，與冰糖共放入酒壇，倒入白酒，加蓋密封壇口，每日搖蕩 1～2 次，浸泡 15 日後即成。

〔**用法**〕每日 2 次，每次飲服 15～20 毫升。飲酒時忌食蘿蔔。

〔功效〕益肺氣，利口鼻，強志壯膽。

法 5 蛤蚧定喘酒

〔適用〕本酒適於久病體虛的慢性虛勞喘咳、動則氣喘、咳嗽少氣、陽痿等患者飲服。

〔配方〕蛤蚧 2 對，白酒 2500 毫升。

〔製法〕將蛤蚧去頭、足、鱗，切成小塊放於酒壇中，倒入白酒，加蓋密封壇口，置於陰涼處，經常搖蕩，浸泡 30 日後即成。

〔用法〕每日 2 次，每次飲服 15～20 毫升。

〔功效〕補肺益腎，納氣定喘。

法 6 芝麻核桃酒

〔適用〕本酒適於腎虛咳嗽、腰痛腳弱、陽痿遺精、大便乾燥、慣性勞喘等患者飲服。

〔配方〕黑芝麻 125 克，核桃仁 125 克，白酒 2500 毫升。

〔製法〕將黑芝麻、核桃仁洗淨，放入酒壇內，倒入白酒拌勻，加蓋密封壇口，置於陰涼處，浸泡 15 日後即成。

〔用法〕每日 2 次，每次飲服 15～20 毫升。

〔功效〕補腎養血，止喘納氣。

五、心絞痛

診斷要點

1.胸骨後或心前區陣發性疼痛，呈壓迫感或緊縮感，常向左肩與左臂內側放射。

2.有明顯誘因，如體力勞動、情緒激動、飽餐或寒冷，有時在休息或夜間睡眠時也可能發作。

3.每次發作一般 3～5 分鐘，很少超過 10～15 分鐘。

藥酒療法

法1 心痛酒

〔適用〕本酒適於冠狀動脈心臟病患者，有胸悶、心絞痛反覆發作且血脂偏高症者飲服。

〔配方〕丹參 30 克，赤芍 30 克，川芎 30 克，紅花 30 克，降香 30 克，首烏 30 克，黃精 30 克，白酒 2500 毫升。

〔製法〕將以上各藥放入酒壇，倒入白酒加蓋密封壇口，每日搖蕩 1～2 次，浸泡 15 日後即成。

〔用法〕每日 1～2 次，每次 10～15 毫升。

〔功效〕活血祛瘀，養血安神。

法2 靈芝丹參酒

〔適用〕本酒適於神經衰弱、失眠、頭昏、冠心病、心絞痛等患者飲服。

〔配方〕靈芝150克，丹參、三七各25克，白酒2500毫升。

〔製法〕將上藥洗淨切片，放入酒壇內，倒入白酒，加蓋密封壇口，每日搖蕩2次，浸泡15日即成。

〔用法〕每日2次，每次飲服15～30毫升。

〔功效〕治虛弱，益精神，活血化瘀。

六、高血壓

診斷要點

1. 世界衛生組織建議的高血壓診斷標準：成人高血壓，收縮壓≥21.3千帕（160mmHg），舒張壓≥12.7千帕（95mmHg）。

2. 繼發性高血壓多由腎臟疾病或內分泌病或動脈病變或妊娠中毒症等引起。

藥酒療法

法1 丹參降壓酒

〔適用〕本酒適於頭脹痛、眩暈不宜的高血壓患者飲用。

〔配方〕丹參 250 克，黃酒 1000 毫升。

〔製法〕將丹參切碎，放入砂鍋，加水過藥面，浸泡 25 分鐘，煮沸倒入酒壇，再倒黃酒，加蓋密封壇口，浸泡 30 天後即成。

〔用法〕每日 2 次，飯後飲用，每次飲服 10 毫升。

〔功效〕擴張血管，降壓。能防止血栓形成。

法2 地骨酒

〔適用〕本酒適於中老年體弱、目暗多淚、視物不明、高血壓眩暈等患者飲服。

〔配方〕地骨皮、生地黃、甘菊花各 50 克，糯米 1500 克，酒曲適量。

〔製法〕將上三味藥加水過藥面 10 公分，煎煮取濃汁與糯米煮成乾飯，待冷後，加入酒曲，拌勻置於容器中密封，保溫發酵 4～6 日，濾去渣，貯入瓶中即成。

〔用法〕每日 3 次，每日 10～20 毫升。

〔功效〕滋陰益血，補身延年。

法3 香菇酒

〔適用〕本酒適於高血壓患者飲服。

〔配方〕乾香菇 50 克，蜂蜜 250 毫升，檸檬 3 個，白酒 1800 毫升。

〔製法〕將檸檬 3 個帶皮切片，與香菇、蜂蜜一起

放入酒壇內，倒入白酒，加蓋密封壇口，置於陰涼處，每日搖蕩 1～2 次，浸泡 30 天即成。

〔用法〕每日 2 次，每次飲服 15～20 毫升。

〔功效〕降血壓，降膽固醇，促進食慾。

七、高血脂症

(診斷要點)

1. 血膽固醇大於 250mg %或血甘油三酯大於 130mg %。

2. 原發性高血脂症為家族性或原因未明性；繼發性高血脂症常繼發於糖尿病、腎病綜合症、黏液性水腫、肝病及慢性胰腺炎等疾病。

(藥酒療法)

法1 (山)(楂)(酒)

〔適用〕本酒適於高血脂症患者飲服。

〔配方〕山楂 500 克，蜂蜜 250 毫升，白酒 1800 毫升。

〔製法〕將山楂切成片與蜂蜜一起放入酒壇中，倒入白酒，加蓋密封壇口，每日搖晃 2 次，浸泡 15 日後即成。

〔用法〕每日 3 次，每次 10～20 毫升。

〔功效〕軟化血管，擴張冠狀動脈，降低血脂。

法2 降脂酒

〔適用〕本酒適於高血脂患者飲服。

〔配方〕綠茶 150 克，蜂蜜 250 毫升，米酒 1000 毫升。

〔製法〕將綠茶、蜂蜜、米酒同放入酒壇內加蓋密封，置於陰涼處，每日搖蕩 2 次，浸泡 15 日後即成。

〔用法〕每日 3 次，飯後飲服，每次 10～20 毫升。

〔功效〕降壓降脂，強心利尿。

八、貧　血

（診斷要點）

1.各類貧血的共同臨床表現均為全身各器官組織缺氧及機體對缺氧產生的代償性變化所引起的皮膚、黏膜和指甲蒼白，常有乏力、頭昏、記憶力減退、心悸和氣急等，活動後尤為明顯。

2.有消化系統、泌尿生殖系統功能紊亂的出現。

3.嚴重貧血會有低熱、心尖區收縮期雜音、心臟擴大，甚至出現心力衰竭。

藥酒療法

法1 雙補人參酒

〔適用〕本酒適於患有貧血等血虛症者飲服。

〔配方〕人參100克，當歸、白芍、生地各60克，白酒2500毫升。

〔製法〕將上藥放入酒壇，倒入白酒，加蓋密封壇口，每日搖蕩2次，如此浸泡15日即成。

〔用法〕每日2次，每次飲服15～20毫升。

〔功效〕補血，補氣。

法2 李子酒

〔適用〕本酒適於貧血、便秘者飲服。

〔配方〕李子乾400克，蜂蜜750克，白酒1800毫升。

〔製法〕將李子乾放入酒壇，再倒入蜂蜜、白酒，加蓋密封壇口，每日搖蕩2次，浸泡90日後即成。

〔用法〕每日2次，每次10～25毫升。

〔功效〕恢復體力，消除疲勞，補血。

法3 山藥葡萄酒

〔適用〕本酒適於貧血患者服用。

〔配方〕山藥500克，葡萄果250克，白酒3000毫升。

〔製法〕將山藥、葡萄果放入酒壇，再倒入白酒，

加蓋密封壇口，每日搖蕩 2 次，浸泡 90 天後即成。

〔用法〕每日 2 次，每次飲服 10～20 毫升。

〔功效〕強身益精、補中益氣，強筋補血。

法4 滋陰養血酒

〔適用〕本酒適於貧血、血壓低、血虛、頭暈患者飲服。

〔配方〕桂圓肉 250 克，紅棗、生地、熟地各 50 克，黃酒 1000 毫升。

〔製法〕將桂圓、紅棗、生地、熟地放入砂鍋加水過藥面 10 公分，煎沸 3～5 分鐘，冷卻後倒入酒壇，再倒入黃酒，加蓋密封壇口，浸泡 30 日後即成。

〔用法〕每日 3 次，餐後飲服，每次飲 10～20 毫升。

〔功效〕滋陰，養血。

法5 冬蟲參棗酒

〔適用〕本酒適於貧血、身體虛弱者飲服。

〔配方〕冬蟲夏草 50 克，炙黨參 50 克，大棗 50 克，黃酒 1500 毫升。

〔製法〕將冬蟲夏草、黨參、大棗放入砂鍋，加水超過藥面，煎沸 3 分鐘，冷卻後倒入酒壇，再入黃酒，加蓋密封壇口，每日搖蕩 2 次，如此浸泡 30 日後即成。

〔用法〕每日 1 次，食雞或鴨湯晚餐後飲服，每次

飲服 10 毫升。

〔功效〕補血助陽，延緩衰老。

法6 人參大補酒

〔適用〕本酒適於病後體虛、貧血、營養不良患者飲服。

〔配方〕人參 5 克，熟地黃 25 克，枸杞子 90 克，冰糖 100 克，白酒 2500 毫升。

〔製法〕將人參去蘆頭，烘軟切片，枸杞子除去雜質與熟地同放入酒罈，倒入白酒，加蓋密封罈口，每日搖蕩 2 次，如此浸泡 15 日後，過濾去渣，再加入冰糖浸泡 10 日即成。

〔用法〕每日 2 次，每次飲服 15～20 毫升。

〔功效〕大補氣血，安神，滋肝明目。

法7 桂圓補血酒

〔適用〕本酒適於貧血、神經衰弱、健忘失眠等患者飲服。

〔配方〕桂圓肉、雞血藤、何首烏各 125 克，白酒 1500 毫升。

〔製法〕將雞血藤、何首烏切成小塊，與桂圓一起放入酒罈，倒入白酒，加蓋密封罈口，每天搖蕩 2 次，如此浸泡 15 日後即成。

〔用法〕每日 2 次，早、晚分服，每次飲 15～20 毫升。

〔功效〕補血益精，養心寧神。

九、眩 暈

診斷要點

1. 眩暈是一種症狀，常見於成人。
2. 多由高血壓、貧血、神經衰弱等病引起。
3. 自覺頭暈、頭脹、身體不穩等。

藥酒療法

法1 首烏地黃酒

〔適用〕本酒適於眩暈、乏力、鬚髮早白者飲服。

〔配方〕何首烏、生地黃各 100 克，白酒 2500 毫升。

〔製法〕將何首烏、地黃切碎，放入酒壇中，倒入白酒，加蓋密封壇口，每日搖晃 2 次，如此浸泡 30 日後即成。

〔用法〕每日 2 次，分早晚飲服，每次飲服 15～30 毫升。

〔功效〕補肝腎，益精血。

法2 首烏酒

〔適用〕本酒適於血虛頭暈、腰酸腿軟、肝腎陰虧、鬚髮早白者飲服。

〔配方〕何首烏 500 克，白酒 2500 毫升。

〔製法〕將何首烏研碎，放入酒壇，倒入白酒，加蓋密封壇口，置陰涼乾燥處，每天搖蕩 2 次，如此浸泡 15 日後即成。

〔用法〕每日早晚各服 1 次，每次飲服 15～20 毫升。

〔功效〕補肝，益腎，養血。

法3 貞子旱蓮酒

〔適用〕本酒適於肝腎不足所致的頭暈目眩、鬚髮早白、耳鳴等患者飲服。

〔配方〕女貞子 120 克，旱蓮草、黑桑椹各 100 克，黃酒 2500 毫升。

〔製法〕將女貞子、旱蓮草研碎，桑椹微搗爛，裝入布袋紮口放入酒壇，倒入黃酒，加蓋密封壇口，置於陰涼處，每日搖晃 1～2 次，如此浸泡 15 日即成。

〔用法〕每日早晚各服 1 次，每次溫飲 20～30 毫升。飯後刷牙，以免將牙染黑。

〔功效〕滋肝腎，清虛熱，烏髮益壽。

法4 杞子地黃酒

〔適用〕本酒適於陰虛血熱、頭暈目眩、口乾舌燥者飲服。

〔配方〕枸杞子 150 克，生地黃汁 200 克，白酒 2500 毫升。

〔製法〕將枸杞子搗爛，同地黃汁、白酒一同放入酒壇內，加蓋密封壇口，每日搖晃 1 次，如此浸泡 20 日後即成。

〔用法〕每日早晚空腹各飲 1 次，每次飲 20～30 毫升。

〔功效〕清熱涼血、養陰生津。

法5 桑椹酒

〔適用〕本酒適於肝腎陰虛所致的眩暈、耳鳴、目暗、消渴及便秘者飲服。

〔配方〕糯米 1000 克，桑椹、酒曲各 100 克。

〔製法〕將桑椹搗爛取汁煮沸晾涼，酒曲研末，糯米蒸熟成為乾飯，攤開晾涼，然後置於乾燥的酒壇中與甜酒曲、桑椹汁相合拌勻，加蓋密封壇口，置於保溫處，經 7～10 日，濾渣即成。

〔用法〕每日 3 次，每次飲服 15～20 毫升。

〔功效〕滋陰補血，益腎明目，生津止渴，潤腸。

法6 菊花黃酒

〔適用〕本酒適於認目昏脹、眩暈陣作、青光眼患者飲服。

〔配方〕菊花 200 克，黃酒 2500 毫升。

〔製法〕將菊花撕碎，與黃酒同放入砂鍋中，邊加熱，邊攪動，煮沸後取汁即成。

〔用法〕每日 2 次，每次 10～15 毫升。

〔功效〕清肝明目。

法7 枸杞酒

〔適用〕本酒適於肝腎陰虧或精血不足所致的頭昏目眩、視物不明、失眠多夢者飲服。

〔配方〕枸杞子 250 克,白酒 2500 毫升。

〔製法〕將枸杞子洗淨晾乾,放入酒壇,倒入白酒,加蓋密封壇口,每日搖晃 1 次,如此浸泡 7 日即成。

〔用法〕每日早晚各服 1 次,每次飲服 20 毫升。

〔功效〕滋腎潤肺,補肝明目。

法8 地骨皮石決明酒

〔適用〕本酒適於肝腎陰虛而致視物昏花者飲服。

〔配方〕地骨皮 180 克,石決明 180 克,白酒 2500 毫升。

〔製法〕將上藥研碎,裝入紗布袋,紮口放入酒壇,倒入白酒,加蓋密封壇口,每日搖晃 1～2 次,如此浸泡 7 日即成。

〔用法〕每日飲 2～3 次,每次 20～30 毫升。

〔功效〕清肝,明目。

法9 菊花首烏酒

〔適用〕本酒適於肝腎不足、目視昏花、頭暈失眠、腰膝酸軟等症患者飲服。

〔配方〕菊花 2000 克,何首烏 1000 克,當歸、枸

杞子各 500 克，大米 3000 克，酒曲適量。

〔**製法**〕將菊花、何首烏、當歸、枸杞子入砂鍋，加水超過藥面，煎成濃汁。再將米蒸熟，與藥汁同放入酒壇，拌勻冷涼後，加入酒曲，再拌均勻，加蓋密封壇口，置於溫暖處，發酵 7 日後濾去渣即成。

〔**用法**〕每日早晚各飲 1 次，每次飲 15～20 毫升。

〔**功效**〕養肝腎，益精血。

法 10 杞菊酒

〔**適用**〕本酒適於目眩、目昏、多淚者飲服。

〔**配方**〕枸杞子 180 克，菊花 50 克，白酒 2500 毫升。

〔**製法**〕將枸杞子、菊花放入酒壇，倒入白酒，加蓋密封壇口，每日搖晃 1 次。如此浸泡 7 日後即成。

〔**用法**〕每日 2 次，每次飲服 10～15 毫升。

〔**功效**〕滋補肝腎，明目。

法 11 蒼朮加味酒

〔**適用**〕本酒適於肝腎不足、邪痺經脈、症見頭昏目眩、視物不明、關節不靈者飲服。

〔**配方**〕蒼朮、枸杞子各 100 克，牛蒡根、牛膝各 50 克，秦艽、鼠黏子、防風、蠶沙、火麻仁、桔梗、羌活各 10 克，白酒 2500 毫升。

〔**製法**〕將上藥研碎，裝入紗布袋，紮口，置於酒壇中，倒入白酒，加蓋密封壇口，每日搖晃 1～2 次。

如此浸泡 7 日即成。

〔用法〕每日 3 次，每次 20～30 毫升。

十、頭　痛

（診斷要點）

1.頭痛是最常見的症狀之一。病因複雜，有多種病均可能引起。如五官疾病，各種急、慢性傳染病，高血壓，貧血，神經衰弱等均會引起頭痛。

2.頭痛有頭痛和偏頭痛，有漸進性和持續性頭痛。

（藥酒療法）

法1 菊花當歸酒

〔適用〕本酒適於肝腎不足所致頭痛、目眩、耳鳴等症患者飲服。

〔配方〕菊花 500 克，當歸、枸杞子各 100 克，生地黃 300 克，糯米 3000 克，酒曲適量。

〔製法〕將前 4 味藥加水超出藥面煎煮取濃汁，用紗布過濾。再將糯米蒸熟後冷涼，放入酒壇，倒入藥汁、酒曲末，攪拌均勻，加蓋密封壇口，置於溫暖處。7 日後即可發酵而成。

〔用法〕每日早晚各飲 1 次，每次飲服 20～30 毫

升。

〔功效〕養肝明目，滋陰清熱。

法2 白菊花酒

〔適用〕本酒適於頭痛日久不癒、時發時止者飲用。

〔配方〕白菊花 250 克，白酒 2500 毫升。

〔製法〕將白菊花放入酒壇，倒入白酒，加蓋密封壇口，每日搖晃 1～2 次。如此浸泡 7 日即成。

〔用法〕每日早晚各飲 1 次，每次飲 15～20 毫升。

〔功效〕清肝明目，疏風解毒。

法3 枸杞生地酒

〔適用〕本酒適於煩熱頭痛、陽痿遺精者飲服。

〔配方〕枸杞子 300 克，生地黃 500 克，白酒 3000 毫升。

〔製法〕將前 2 味藥研碎，放入酒壇，倒入白酒，加蓋密封壇口，每日搖晃 2 次，如此浸泡 15 日即成。

〔用法〕每日 2 次，每次飲 10～20 毫升。忌食蕪黃、蔥、蒜。

〔功效〕補精益腎，滋陰，養肝明目。

法4 川芎酒

〔適用〕本酒適於偏正頭痛患者飲服。

〔配方〕川芎 200 克，白酒 2500 毫升。

〔**製法**〕將川芎研碎裝入紗布袋，放入酒壇，倒入白酒，加蓋密封壇口，每日搖晃 2 次。如此浸泡 15 日即成。

〔**用法**〕每日 2 次，每次 15～20 毫升。

〔**功效**〕祛風止痛。

法 5 天 麻 川 芎 酒

〔**適用**〕本酒適於頭風、滿頭作痛患者飲服。

〔**配方**〕天麻 50 克，白芷 50 克，川芎 150 克，白酒 2500 毫升。

〔**製法**〕將前 3 味研碎裝入紗布袋，放入酒壇，倒入白酒，加蓋密封壇口，每日搖晃 2 次。如此浸泡 15 日即成。

〔**用法**〕每日 2 次，每次飲服 10～20 毫升。

〔**功效**〕養血祛風，清竅止痛。

十一、常見的心律失常

(診斷要點)

1.由於心臟自律性異常和傳導異常，使心臟活動的規律發生紊亂，引起心動過速、過緩或心律不齊。

2.發作時伴有心悸、眩暈。

藥酒療法

法1　茯苓柏仁酒

〔適用〕本酒適於心悸怔忡、倦怠乏力、煩躁、失眠、多夢者飲服。

〔配方〕茯苓、柏子仁（去油）、歸身各 30 克，生地黃 45 克，酸棗仁 15 克，麥門冬、龍眼肉各 60 克，白酒 3000 毫升。

〔製法〕將前 7 味藥裝入紗布袋，放入壇內，倒入白酒，加蓋密封壇口，每日搖晃 2 次，如此浸泡 15 日即成。

〔用法〕每日 2 次，每次飲服 20～30 毫升。脾胃虛弱、腹瀉者忌服。

〔功效〕養心安神。

法2　龍眼酒

〔適用〕本酒適於虛勞羸弱、驚悸、失眠、怔忡、健忘者飲用。

〔配方〕龍眼肉 250 克，白酒 2500 毫升。

〔製法〕將龍眼肉放入酒壇，倒入白酒，加蓋密封壇口，每日搖晃 1 次，如此浸泡 15 日即成。

〔用法〕每日 2 次，每次飲服 20～30 毫升。

〔功效〕益心脾，補氣血，安心神。

法3 定志酒

〔適用〕本酒適於心悸、健忘、失眠等症患者飲服。

〔配方〕朱砂 15 克，人參 40 克，遠志、菖蒲各 45 克，茯苓、柏子仁各 30 克，白酒 2500 毫升。

〔製法〕將前 6 味研碎，放入酒壇，倒入白酒，加蓋密封酒壇，每日搖晃 1 次。如此浸泡 15 日即成。

〔用法〕每日 2 次，每次空腹飲服 10～15 毫升。

〔功效〕補心安神，養肝明目。

法4 養神酒

〔適用〕本酒適於心悸、失眠者飲服。

〔配方〕熟地 45 克，枸杞、白茯苓、山藥、蓮子肉、當歸各 30 克，酸棗仁、續斷、薏苡仁、麥冬各 15 克，丁香 3 克，木香、大茴香各 7.5 克，桂圓肉 125 克，白酒 5000 毫升。

〔製法〕將茯苓、山藥、苡米、蓮肉研碎，其餘切片，一起裝入紗布袋內，紮口放於酒壇，倒入白酒，每日搖晃 1～2 次。如此浸泡 15 日即成。

〔用法〕每日 2 次，每次飲服 15～20 毫升。

〔功效〕補益心脾。

法5 補心酒

〔適用〕本酒適於心神失養所致的心煩、心悸、睡眠不安、精神疲倦、健忘等症患者飲服。

〔**配方**〕麥冬 30 克，柏子仁、白茯苓、當歸、龍眼肉各 15 克，生地 22 克，白酒 2500 毫升。

〔**製法**〕將上藥切碎，裝入紗布袋，放入酒壇內，倒入白酒，加蓋密封壇口，每日搖晃 2 次。如此浸泡 7 日後即成。

〔**用法**〕每日 2 次，每次飲服 10～15 毫升。

〔**功效**〕滋陰安神。

法6 桃仁朱砂酒

〔**適用**〕本酒適於心律失常、症見心悸、怔忡者飲服。

〔**配方**〕桃仁 500 克，朱砂 50 克，白酒 2500 毫升。

〔**製法**〕將桃仁燙浸去皮尖，麩炒微黃研細，朱砂細研，放入酒壇中，倒入白酒，加蓋密封壇口，每日搖晃 2 次。如此浸泡 7 日即成。

〔**用法**〕每日 2 次，每次溫飲 10～15 毫升。忌食羊血。

〔**功效**〕活血、安神。

法7 茯苓酒

〔**適用**〕本酒適於心動過速、驚悸、失眠健忘等症者飲用。

〔**配方**〕茯苓 300 克，白酒 2500 毫升。

〔**製法**〕將茯苓放入酒壇，倒入白酒，密封壇口，

每日搖晃 2 次。如此浸泡 15 日即成。

〔用法〕每日 2 次，每次飲服 10～15 毫升。

〔功效〕健脾和中，寧心安神，補虛益壽。

法8 ⒧蓮⒨子⒨酒

〔適用〕本酒適於心悸、失眠、遺精等症患者飲服。

〔配方〕蓮子 250 克，白酒 2500 毫升。

〔製法〕將蓮子去皮、心，裝入酒壇內，倒入白酒，密封壇口，每日搖晃 2 次。如此浸泡 15 日後即成。

〔用法〕每日 2 次，每次飲服 15～20 毫升。

〔功效〕養心安神，益腎固澀，健脾止瀉。

十二、失　眠

（診斷要點）

1.以不寐、不易入睡或睡而易醒為特徵的病症。

2.致病因素很多，如各種疼痛不適、飲食不當、服用了興奮性藥物、腦幹與丘腦病變、環境等因素均可能引起失眠。

藥酒療法

法1 安眠酒

〔適用〕本酒適於夜間經常失眠患者飲服。

〔配方〕柏子仁、棗仁、夜交藤各 60 克，合歡皮、茯苓、蓮子各 30 克，白酒 2500 毫升。

〔製法〕將上藥研碎裝入布袋，放入酒壇，倒入白酒，密封壇口，每日搖晃 2 次。如此浸泡 15 日即成。

〔用法〕每日 1 次，晚睡前飲服，每次飲服 20～30 毫升。

〔功效〕養心安神。

法2 益心寧神酒

〔適用〕本酒適於失眠、神經衰弱患者飲服。

〔配方〕麥冬 500 克，五味子 50 克，白酒 5000 毫升。

〔製法〕將前 2 味藥放入砂鍋加水超過藥面煎煮，取汁，冷卻後與白酒一起倒入酒壇，密封壇口，浸泡 15 日即成。

〔用法〕每日 1 次，每次 20～30 毫升。

〔功效〕潤肺滋腎，生津止渴，澀精止瀉，益心寧神。

法3 靈芝酒

〔適用〕本酒適於失眠、神經衰弱、消化不良者飲

服。

〔配方〕靈芝 150 克，白酒 2500 毫升。

〔製法〕將靈芝放入酒壇，倒入白酒，密封壇口，每日搖晃 1 次，如此浸泡 15 日即成。

〔用法〕每日 2 次，每次飲服 10～20 毫升。

〔功效〕養血安神，益精悅顏。

法 4　養心安神酒

〔適用〕本酒適於心肝血虛所致心煩失眠、健忘、神經衰弱者飲服。

〔配方〕枸杞子 125 克，酸棗仁 90 克，五味子 45 克，香櫞 40 克，何首烏 38 克，大棗 35 枚，白酒 3000 毫升。

〔製法〕將上藥搗碎，裝入紗布袋內，紮口，放入壇內，倒入白酒，密封壇口，置於陰涼處，浸泡 7 日即成。

〔用法〕每日 1 次，睡前飲服，每次飲 20～30 毫升。

法 5　寧心酒

〔適用〕本酒適於失眠健忘、神經衰弱、心悸者飲服。

〔配方〕龍眼肉 250 克，桂花 60 克，白糖 120 克，白酒 2500 毫升。

〔製法〕將龍眼肉、桂花、白糖共放入酒壇內，倒

入白酒，密封壇口，浸泡 30 日後即成。

〔**用法**〕每日 2 次，每次飲服 15～20 毫升。

〔**功效**〕安神定志，寧心悅顏。

法6 ④ 味 滋 補 酒

〔**適用**〕本酒適於失眠、神經衰弱者飲服。

〔**配方**〕山藥、山萸肉、五味子、靈芝各 75 克，黃酒 2500 毫升。

〔**製法**〕將上藥研碎，放入酒壇中，倒入黃酒，密封壇口，置於陰涼處，每日搖晃 2 次，7 日後即成。

〔**用法**〕每日 2 次，每次飲服 10～15 毫升。

〔**功效**〕益肝腎，補心脾。

十三、健　忘

（**診斷要點**）

1. 記憶力減退，遇事善忘。
2. 常伴有頭暈、頭痛、心悸以及心神不安。

（**藥酒療法**）

法1 益 智 酒

〔**適用**〕本酒適於健忘者飲服。

〔**配方**〕人參 36 克，豬板油 360 克，白酒 4000 毫升。

〔**製法**〕將人參研末，再將豬板油置於鍋內，用文火煉熬，待溫，與白酒倒入壇內，放入人參末和勻，加蓋密封壇口，置陰涼處，20日後即成。

〔**用法**〕每日 1～2 次，每次飲服 10～20 毫升。飲服時忌食蘿蔔、蔥、蒜。

〔**功效**〕開心益智，聰耳明目，強記性，潤肌膚。

法2 遠志酒

〔**適用**〕本酒適於健忘、驚悸、失眠者飲服。

〔**配方**〕遠志 500 克，白酒 2500 毫升。

〔**製法**〕將遠志研末，放入酒壇，倒入白酒，密封壇口，每日搖晃 1 次，7 日即成。

〔**用法**〕每日 1 次，每次飲服 10～20 毫升。

〔**功效**〕安神益智，消腫止痛。

法3 合歡皮酒

〔**適用**〕本酒適於健忘、神經衰弱、失眠、頭痛、傷口疼痛者飲服。

〔**配方**〕合歡皮 500 克，黃酒 2500 毫升。

〔**製法**〕將合歡皮掰碎，放入酒壇中，倒入黃酒，密封壇口，置於陰涼處，每日搖晃 1～2 次，15 日後即成。

〔**用法**〕每日 2 次，每次飲服 15～20 毫升。

〔**功效**〕安神健腦，止痛消腫。

法4 菖蒲酒

〔適用〕本酒適於健忘、早衰、視力減退、耳鳴、耳聾、心悸、食慾不振者飲服。

〔配方〕石菖蒲、白朮各 250 克，白酒 1250 毫升。

〔製法〕將菖蒲切碎蒸透，白朮切細，共裝入紗布袋，紮口放入酒壇，倒入白酒，密封壇口，每日搖晃 1 次。如此浸泡 15 日後即成。

〔用法〕每日 3 次，每次飲服 20～40 毫升。

〔功效〕化濕開竅，健脾養胃。

法5 遠志熟地酒

〔適用〕本酒適於健忘、注意力不集中、失眠多夢、心悸怔忡、頭昏、目眩、耳鳴、腰膝酸軟者飲服。

〔配方〕遠志、熟地、菟絲子、五味子各 36 克，石菖蒲、川芎各 24 克，地骨皮 48 克，白酒 1200 毫升。

〔製法〕將上藥研為粗末，裝入布袋紮口放入酒壇內，倒入白酒，密封壇口，置於陰涼處，經常搖動。7 日後即成。

〔用法〕每日 2 次，每次飲服 15～30 毫升。

〔功效〕補益心腎，益智健腦。

法6 松竹葉酒

〔適用〕本酒適用於健忘、失眠者飲服。

〔配方〕松葉 250 克，竹葉 190 克，蜂蜜 200 克，白酒 2500 毫升。

〔製法〕將松葉、竹葉洗淨，切碎，晾乾與蜂蜜同放入白酒中，攪拌均勻，加蓋密封壇口，浸泡 30 日後即成。

〔用法〕每日 1～2 次，每次飲服 10～25 毫升。

〔功效〕消除疲勞，提神醒腦。

法7 巨勝酒

〔適用〕本酒適於神衰健忘、記憶減退、鬚髮早白、倦怠無力者飲服。

〔配方〕薏苡仁 100 克，黑芝麻、生地黃各 125 克，白酒 3000 毫升。

〔製法〕將黑芝麻煮熟曬乾，薏苡仁炒至略黃，生地黃切成小塊，共放入布袋，紮口，放入缸中，倒入白酒，密封壇口，浸泡 15 日後即成。

〔用法〕每日 2 次，每次空腹飲服 10～20 毫升。

〔功效〕補肝腎，潤五臟，填精髓，祛濕氣。

法8 五味子酒

〔適用〕本酒適於健忘、失眠、頭暈、心悸、倦怠乏力、煩躁者飲服。

〔配方〕五味子 250 克，白酒 2500 毫升。

〔製法〕將五味子放入酒壇，倒入白酒，密封壇口，每日搖晃 3 次，如此浸泡 15 日即成。

〔用法〕每日 3 次，每次飲服 10 毫升。

〔功效〕斂肺滋腎，澀精安神。

十四、神經衰弱

〔診斷要點〕

1. 病前有促使神經系統過度緊張的精神因素。

2. 有精神疲乏、神經過敏、睡眠障礙、植物神經功能障礙與焦慮多疑病等表現。

3. 臨床表現為頭暈、頭痛、失眠、多夢、健忘、心悸、憂慮、注意力不集中等。

〔藥酒療法〕

法1 棗根丹參酒

〔適用〕本酒適於神經衰弱者飲服。

〔配方〕酸棗樹根 160 克，丹參 80 克，白酒 2500 毫升。

〔製法〕將上藥切碎放入酒壇中，倒入白酒，密封壇口，每日搖晃 2 次。浸泡 30 日即成。

〔用法〕每日 2 次，每次 10～20 毫升。

〔功效〕安神定志。

法2 珍珠龍齒酒

〔適用〕本酒適於神經衰弱、頭痛患者飲服。

〔配方〕珍珠母 70 克，龍齒 70 克，炒棗仁 70 克，天麻 40 克，白酒 2500 毫升。

〔製法〕將上藥共研粗末，裝入布袋紮口放入酒壇內，倒入白酒，浸泡 15 日即成。

〔用法〕每日 2 次，每次 10～20 毫升。

〔功效〕安神，定志。

法3 補心酒

〔適用〕本酒適於神經衰弱者飲服。

〔配方〕黨參 24 克，玄參 16 克，丹參 18 克，茯苓 18 克，五味子 9 克，遠志 9 克，桔梗 12 克，當歸 12 克，天冬 18 克，麥冬 18 克，柏子仁 18 克，酸棗仁 30 克，生地黃 30 克，白酒 2500 毫升。

〔製法〕將上藥研碎，放入酒壇，倒入白酒，密封壇口，浸泡 30 日後即成。

〔用法〕每日 2 次，每次飲服 10～20 毫升。

〔功效〕養心安神，益心脾，補氣血。

十五、耳　鳴

診斷要點

1.患者自覺耳內如聞蟬鳴，或如水激聲，或如鐘鼓之聲，妨礙聽覺。

2.耳鳴常與眩暈、失眠、健忘等症同時併見，但也有單獨發生的。

（藥酒療法）

法1 桑椹檸檬酒

〔適用〕本酒適於耳鳴、頭暈、眼花、腰膝酸軟等症患者飲服。

〔配方〕桑椹 1500 克，檸檬 5 個，白糖 100 克，黃酒 2500 毫升。

〔製法〕將前 2 味放入酒壇，倒入黃酒，密封壇口，將壇置於陰涼處，每日搖晃 2 次，15 日後，開口濾渣，後加入白糖，再密封壇口 30 日即成。

〔用法〕每日 2 次，每次飲 50～100 毫升。

〔功效〕滋陰液，養心脈。

法2 菖蒲木瓜酒

〔適用〕本酒適於耳鳴、眩暈、消化不良、行走無力者飲服。

〔配方〕鮮石菖蒲、鮮木瓜、九月菊各 28 克，桑寄生 50 克，小茴香 10 克，白酒 2500 毫升。

〔製法〕將上藥研碎放入酒壇中，倒入白酒，密封壇口，浸泡 7 天後濾出藥渣即成。

〔用法〕每日 1 次，每次飲服 15～20 毫升。

〔功效〕清心、桑肝、補腎。

法3 磁石酒

〔**適用**〕本酒適於肝腎陰虛所致的耳鳴、耳聾等症患者飲服。

〔**配方**〕磁石 50 克，木通、石菖蒲各 120 克，白酒 2500 毫升。

〔**製法**〕將磁石搗碎，用布包裹；石菖蒲用米水浸 2 日後切碎，微烤乾。把 3 味藥一起裝入紗布袋內，放入酒壇中，倒入白酒，密封壇口，10 日後即成。

〔**用法**〕每日 2 次，每次飲服 20～30 毫升。

〔**功效**〕通竅，聰耳。

法4 胡桃磁石酒

〔**適用**〕本酒適於腎虛所致的耳鳴、耳聾者飲服。

〔**配方**〕胡桃肉、胡桃夾、磁石、菖蒲各 40 克，黃酒 3000 毫升。

〔**製法**〕將上藥搗碎，放入酒壇中，倒入黃酒，密封壇口，浸泡 15 日後，過濾去渣即成。

〔**用法**〕每日 1～2 次，每次服 20 毫升。

〔**功效**〕益腎補腦。

法5 山萸蓯蓉酒

〔**適用**〕本酒適於肝腎虧損、頭昏耳鳴、耳聾、怔忡健忘、腰腳軟弱者飲服。

〔**配方**〕山萸 25 克，肉蓯蓉 60 克，五味子 35 克，炒杜仲 40 克，川牛膝、菟絲子、白茯苓、澤瀉、

熟地黃、山萸肉、巴戟天、遠志各 30 克，白酒 2000 毫升。

〔製法〕上藥共研細末，用紗布袋盛之紮口，放入酒壇中，倒入白酒，密封壇口，浸泡 10 日即成。

〔用法〕每日 2 次，每次空腹飲 10～15 毫升。

〔功效〕滋補肝腎。

法 6 ⓐⓑⓒⓓ 茴香菖蒲酒

〔適用〕本酒適於肝腎虛損引起眩暈耳鳴、消化不良、行走無力等患者飲服。

〔配方〕小茴香 18 克，鮮石菖蒲、菊花、鮮木瓜各 36 克，桑寄生 56 克，白酒 2500 毫升。

〔製法〕將上藥裝入布袋，紮口，放入酒壇內，倒入白酒，密封壇口，浸泡 10 日即成。

〔用法〕每日 1 次，早晨溫飲，每次飲服 10～15 毫升。

〔功效〕清心柔肝，補腎。

法 7 秦椒加味酒

〔適用〕本酒適於腎虛耳鳴、咳逆喘急、頭目昏痛等患者飲用。

〔配方〕秦椒、白芷、旋復花各 80 克，肉桂 30 克，白酒 2500 毫升。

〔製法〕將秦椒去目並閉口者，微炒出汗後，將上 4 味藥搗碎細，置酒壇之中，倒入白酒，密封壇口，浸

泡 5 日後即成。

〔用法〕每日 2 次，每次空腹溫服，每次飲服 10～20 毫升。

〔功效〕補腎溫陽，祛風和血。

十六、感音性耳聾

診斷要點

1.耳蝸及蝸後病變，致使不能或難以感覺聲音。

2.有傳染病、藥物中毒，噪聲等病史，並多伴有高調耳鳴。

藥酒療法

法1 蒼耳癒聾酒

〔適用〕本酒適於耳聾、骨病等症患者飲服。

〔配方〕蒼耳子、防風、牛蒡子、生地黃、黃芪、白茯苓、獨活各 75 克，木通、薏苡仁各 50 克，人參 37 克，肉桂 30 克，白酒 2500 毫升。

〔製法〕將牛蒡子炒後，與另外 11 味藥共研碎，裝入紗布袋內，紮口放入酒壇中，倒入白酒，密封壇口，浸泡 7 日後即成。

〔用法〕每日 1～2 次，空腹飲，每次飲服 10～20 毫升。

〔功效〕除熱，補虛。

法2 菖蒲桂心酒

〔適用〕本酒適於耳聾、耳鳴患者飲服。

〔配方〕石菖蒲 10 克，木通 5 克，桂心、磁石各 75 克，防風、羌活各 150 克，白酒 2500 毫升。

〔製法〕將石菖蒲用米水浸一宿剉焙，桂心去粗皮。上藥共搗碎，裝入紗布袋內，紮口，放入酒壇中，倒入白酒，密封壇口，浸泡 10 日後即成。

〔用法〕每日 2 次，每次空腹飲服 10～15 毫升。

〔功效〕開竅祛風，納氣潛陽，安神。

法3 白石英酒

〔適用〕本酒適於因腎虛表現為耳聾、耳鳴日久不癒、腰膝酸軟、遺精陽痿、倦怠乏力等症患者飲服。

〔配方〕白石英、磁石各 150 克，白酒 2500 毫升。

〔製法〕將白石英碎如大麻粒，磁石火煅令赤，醋淬，如此 5 遍，再將 2 味藥搗篩為細末，裝入紗布袋，紮口後放入酒壇中，倒入白酒，密封壇口，浸泡 10 日即成。

〔用法〕每日 2 次，每次溫服 15～20 毫升。

〔功效〕溫腎納氣，鎮靜安神。

法4 益腎聰耳酒

〔適用〕本酒適於肝腎虛損、耳聾目昏、神疲力衰

等症患者飲服。

〔配方〕覆盆子 150 克、巴戟天、肉蓯蓉、遠志、川牛膝、五味子、續斷各 105 克，山萸肉 90 克，白酒 2500 毫升。

〔製法〕將上藥共搗為粗末，裝入紗布袋內，紮口放入壇中，倒入白酒，密封壇口，浸泡 10 日即成。

〔用法〕每日 2 次，每次空腹溫飲 10～15 毫升。

十七、嘔　吐

〔診斷要點〕

1.是一種常見的臨床症狀，不少疾病都會發生嘔吐。

2.是一種反射性動作，借以將胃中的內容物從口中突然排出。

〔藥酒療法〕

法1 蘇梗藿香酒

〔適用〕本酒適於嘔吐者飲服。

〔配方〕蘇梗 80 克，藿香 80 克，半夏 80 克。

〔製法〕將上藥放入酒壇中，倒入白酒，密封壇口，浸泡 15 日即成。

〔用法〕每日 1～2 次，每次服 10～15 毫升。

〔功效〕寬胸利膈，化濕止嘔。

法2 柑皮酒

〔適用〕本酒適於脾胃氣滯而引起的脘腹脹痛、噁心嘔吐等症患者飲服。

〔配方〕柑皮 1000 克，白酒 2500 毫升。

〔製法〕將柑皮洗淨切碎，在 150℃ 溫度下烘焙變硬為止，然後切碎放入酒壇，倒入白酒，密封壇口，浸泡 7 日後過濾去渣即成。

〔用法〕每日 2 次，每次飲服 15～20 毫升。

〔功效〕行氣健脾，燥濕化痰，降逆止嘔。

法3 附子酒

〔適用〕本酒適於嘔吐、冷瀉、冷汗淋漓、面色蒼白、畏寒怕冷、腹中冷痛、關節痛等症患者飲服。

〔配方〕制附子 150 克，白酒 2500 毫升。

〔製法〕將上藥搗碎，放入酒壇內，倒入白酒，浸泡 10 日後即成。

〔用法〕每日 2 次，每次飲服 10～15 毫升。

〔功效〕溫中散寒，止嘔，止痛。

法4 薑附酒

〔適用〕本酒適於心腹冷痛、呃逆嘔吐，泄瀉、痢疾、完穀不化等症患者飲服。

〔配方〕乾薑 150 克，制附子 100 克，黃酒 2500 毫升。

〔製法〕將乾薑、附子研碎，裝入紗布袋，置於酒壇中，倒入黃酒，密封壇口，浸泡 10 日後即成。

〔用法〕每日 3 次，每次飯前溫服 10～20 毫升。

〔功效〕溫中散寒，回陽通脈，溫肺化飲。

法5 良薑酒

〔適用〕本酒適用於胃寒嘔吐、脘腹冷痛、霍亂吐痢、腹痛等症患者飲服。

〔配方〕良薑 170 克，黃酒 2500 毫升。

〔製法〕將良薑火炙出焦香味，搗碎放入酒壇中，倒入黃酒，隔水煮沸，密封壇口，浸泡 10 日後即成。

〔用法〕每日 2 次，每次溫熱飲服 15～20 毫升。

〔功效〕暖胃行氣，止痛祛風。

法6 佛手酒

〔適用〕本酒適於噁心嘔吐、食慾不振、脾胃氣滯、胸脅脹滿、咳嗽多痰等症患者飲服。

〔配方〕佛手 75 克，白酒 2500 毫升。

〔製法〕佛手洗淨，清水潤透，切成小塊，涼乾後放入酒壇，倒入白酒，密封壇口，浸泡 10 日即成。

〔用法〕每日 2 次，每次飲服 15～20 毫升。

〔功效〕疏肝理脾，消食化痰，解酒醒脾。

十八、慢性胃炎

診斷要點

1. 多為反覆發作的消化不良症狀。

2. 中上腹不適或脹痛或飽悶，進食後症狀加重，發作多無節律性。常伴噯氣且有異味。嚴重萎縮性胃炎會伴貧血、腹瀉。

藥酒療法

法1 青梅酒

〔適用〕本酒適於慢性胃炎、食慾不振、消化不良性泄瀉等症患者飲服。

〔配方〕青梅 150 克，白酒 2500 毫升。

〔製法〕將青梅洗淨放入酒壇內，倒入白酒，密封壇口，每天搖晃 2 次，如此浸泡 10 日後即成。

〔用法〕每日 3 次，每次飲服 15～30 毫升。

〔功效〕生津止渴，健脾開胃。

法2 山楂桂圓酒

〔適用〕本酒適於慢性胃炎、肉食積滯、脾胃不和、脘腹脹滿、消化呆滯、面色萎黃等病症患者飲服。

〔配方〕山楂、桂圓肉各 700 克，紅棗 90 克，黃酒 2500 毫升。

〔製法〕將山楂、桂圓、紅棗洗淨去核瀝乾，放入酒壇中，倒入黃酒，密封壇口，置於陰冷處，每天搖晃2次。如此浸泡10日即成。

〔用法〕每日2次，每次飲服15～20毫升。

〔功效〕補助脾胃，促進消化。

法3 甘涼健胃酒

〔適用〕本酒適於慢性胃炎患者飲服。

〔配方〕蒲公英550克，紅棗100克，白糖200克，黃酒1800毫升。

〔製法〕將蒲公英洗淨瀝乾，棗剖開去核，然後2味同放入酒壇中，倒入黃酒，密封壇口，浸泡10日後加入白糖，再浸泡5日即成。

〔用法〕每日3次，每次飲服10～15毫升。

〔功效〕清熱解毒，消痛散結，健胃通便。

法4 促進食慾酒

〔適用〕本酒適於消化不良、食慾不振、胃炎、神經痛、風濕痛者使用。

〔配方〕梅子1000克，杏仁50克，白糖200克，黃酒2000毫升。

〔製法〕將梅果以水洗淨後，和杏仁置於砂鍋中加水過藥面，煮沸冷卻後，與黃酒、白糖一起倒入酒壇，密封壇口，置於陰冷處，浸泡30日後即成。

〔用法〕每日3次，每次飲服10～15毫升。若患

有神經痛、風濕痛，可用藥棉沾藥酒外敷患處。

〔功效〕消除疲勞，止瀉，促進食慾。

法5 刺梨滋補酒

〔適用〕本酒適於補養，身體虛弱及消化不良、食積飽脹等症患者適用。

〔配方〕刺梨 1250 克，黃酒 2500 毫升。

〔製法〕將刺梨洗淨，晾乾，搗爛後放入潔淨紗布中，絞取汁液，將梨汁與黃酒倒入容器內攪勻即成。

〔用法〕每日 2 次，每次飲服 10～20 毫升。

〔功效〕健胃消食，滋補強身，抗衰老。

法6 陳皮山楂酒

〔適用〕本酒適於消化不良、食少胃滿、脘腹脹痛等症患者飲用。

〔配方〕陳皮 250 克，山楂酒 5000 毫升，白酒 2500 毫升。

〔製法〕陳皮撕碎放入酒壇中，倒入白酒，密封壇口，浸泡 7 日後過濾去渣，再倒入山楂酒，搖晃均勻即成。

〔用法〕每日 2～3 次，每次飲服 30～50 毫升。

〔功效〕行氣健脾，燥濕降逆，止嘔開胃。

法7 草果酒

〔適用〕本酒適於消化不良、脘腹脹痛、反胃食積等症患者飲服。

〔配方〕草果仁 100 克，白酒 2500 毫升。

〔製法〕將草果仁洗淨、晾乾，泡入白酒中 7～10 日即成。

〔用法〕每日 2 次，每次飲服 10～15 毫升。

〔功效〕溫不燥濕，化積消食，通氣理中。

法8 薑糖酒

〔適用〕本酒適於胃腸機能下降致口淡無味、食慾不振、胃中寒冷、嘔吐及婦女痛經等症患者飲服。

〔配方〕生薑 250 克，砂糖 500 克，黃酒 2500 毫升。

〔製法〕將生薑切碎，與砂糖、黃酒共放入酒壇內，密封壇口，置於陰冷處，浸泡 10 日即成。

〔用法〕每日 2 次，每次飲服 10～20 毫升。

〔功效〕益脾溫經，髮表散寒。

法9 金橘酒

〔適用〕本酒適於食慾不振、食滯胃呆、咳嗽痰稀白等症患者飲服。

〔配方〕金橘 600 克，蜂蜜 120 毫升，白酒 1500 毫升。

〔製法〕將金橘洗淨，晾乾，拍鬆切瓣，放於酒壇中，倒入蜂蜜、白酒、密封壇口，浸泡 60 日即成。

〔用法〕每日 2 次，每次飲服 15～20 毫升。

〔功效〕理氣，解鬱，開胃。

法10 開胃酒

〔適用〕本酒適合於食慾不振、胃納很差者飲服。

〔配方〕川朴、陳皮、蒼朮各 50 克，砂仁、蔻仁各 30 克，佛手 80 克，白酒 2500 毫升。

〔製法〕將上藥放入酒壇，倒入白酒，密封壇口，每日搖晃 2 次。如此浸泡 15 日即成。

〔用法〕每日 2 次，每次飲服 10～15 毫升。

〔功效〕開胃，消食。

十九、胃　痛

診斷要點

1.多由飲食失調及受涼而引起的一般性胃痛。

2.胃痛，常伴有胸脘痞悶、噁心、嘔吐、納差、嘈雜、噯氣或吐酸等症狀。

藥酒療法

法1 溫胃酒

〔適用〕本酒適於胃脘冷痛等症患者飲服。

〔配方〕川椒 150 克，黃酒 2500 毫升。

〔製法〕將川椒炒後，放入酒壇內，倒入黃酒，密封壇口，放置陰涼處，每日搖晃 1 次，浸泡 15 日即成。

〔用法〕每日 2 次，每次飲服 10 毫升。

〔功效〕溫胃，散寒。

法2 ⓌⒾⓌ

〔適用〕本酒適於脘腹冷痛、大便秘結或久痢等症患者飲服。

〔配方〕乾薑 60 克，甘草 60 克，大黃 60 克，人參 40 克，制附子 40 克，黃酒 2000 毫升。

〔製法〕上藥共研碎，放入酒壇中，倒入黃酒，密封壇口，置於陰涼處，每日搖晃 1 次。浸泡 10 日後即成。

〔用法〕每日早、晚各飲服 1 次，每次飲服 10～20 毫升。

〔功效〕溫中，通便。

法3 ⓉⓈⓌ

〔適用〕本酒適於感寒性腹痛、腹脹、吐瀉反胃、疝氣等症患者飲服。

〔配方〕丁香 15 粒，黃酒 250 毫升。

〔製法〕將丁香放入廣口瓶中，倒入黃酒，放入水鍋中，隔水煮沸，加蓋密封，置於陰冷處，浸泡 5 日即成。

〔用法〕每日 2 次，每次溫飲 25 毫升。

〔功效〕溫中，暖腎，降逆。

法4 ⓉⓈⓈⓈⓌ

〔適用〕本酒適於感寒腹痛、腹脹、吐瀉等症患者

飲服。

〔配方〕丁香 10 粒，山楂 30 克，黃酒 250 毫升。

〔製法〕將上藥放入酒罈中，倒入黃酒，放入水鍋內煮 10 分鐘後，密封罈口，置於陰冷處，浸泡 15 日即成。

〔用法〕每日早晚各 1 次，每次飲服 25 毫升。

〔功效〕溫中，止痛。

法5 靈脾肉桂酒

〔適用〕本酒適於脾腎兩虛、胃脘冷痛、食慾不振、腰酸體弱者飲服。

〔配方〕仙靈脾 200 克，肉桂 60 片，陳橘皮 30 克，豆豉、黑豆皮各 60 克，檳榔 6 枚，生薑 6 片，蔥白 6 根，黃酒 2000 毫升。

〔製法〕將蔥白切段，上藥共搗碎，裝入紗布袋內，放入酒罈中，倒入黃酒，放在熱灰上外煨 24 小時，密封罈口，候冷即成。

〔用法〕每日早晚各 1 次，每次溫飲 10～20 毫升。

〔功效〕溫補腎陽，健脾利濕，和胃消食。

法6 縮砂酒

〔適用〕本酒適於胃痛、泄瀉、嘔噁、食慾不振、消化不良、胸腹脹滿者飲服。

〔配方〕縮砂仁 300 克，黃酒 2500 毫升。

〔製法〕將縮砂仁研碎，裝入紗布袋內，放入酒壇，倒入黃酒，密封壇口，浸泡 7～15 日後即成。

〔用法〕每日 3 次，每次溫服 15～20 毫升。

〔功效〕行氣和中，開胃消食。

法7 玫瑰露酒

〔適用〕本酒適於肝胃不和所致的胃脘脹痛或刺痛、連及兩肋、噯氣頻繁、食慾不振等患者飲服。

〔配方〕鮮玫瑰花 350 克，冰糖 200 克，白酒 1500 毫升。

〔製法〕將玫瑰花放入酒壇中，倒入白酒，把冰糖研碎加入酒壇，密封壇口，浸泡 15 日後即成。

〔用法〕每日 2 次，每次飲服 15～20 毫升。

〔功效〕疏肝理氣，止痛和胃。

法8 香附子酒

〔適用〕本酒適於肝鬱肋痛、腹脹胃痛者飲服。

〔配方〕香附子 150 克，白酒 2500 毫升。

〔製法〕香附子洗淨去土，切片，放入酒壇中，倒入白酒，密封壇口，每日搖晃 1 次。如此浸泡 10 日即成。

〔用法〕每日 3 次，每次飲服 15～20 毫升。

〔功效〕疏肝理氣，調經止痛，和胃寬中。

二十、呃逆

診斷要點

1.因迷走神經受激惹而引起膈肌痙攣所致。

2.常因飲食不節、消化不良、胃病和上腹部手術後而引起。

藥酒療法

法1 狀元紅酒

〔適用〕本酒適於呃逆噯氣、胸腹脹悶不適，食慾不振等症患者飲服。

〔配方〕紅曲、砂仁各 15 克，陳皮、青皮、當歸各 7.5 克，丁香、白豆蔻、厚朴、山梔子、麥芽、枳殼各 3 克，藿香 4.5 克，木香 1.5 克，冰糖 500 克，白酒4000 毫升。

〔製法〕將上藥盛入紗布袋內，放入酒壇，倒入白酒，密封壇口，文火隔水蒸煮 2 小時，濾去渣後入冰糖攪勻即成。

〔用法〕每日 2 次，每次飲服 15～20 毫升。

〔功效〕理氣健胃，化滯除脹。

法2 半夏黃芩酒

〔適用〕本酒適於胃氣不和、寒熱互結、心下痞

硬、嘔噁上逆、腸鳴不利、呃逆等症患者飲服。

〔配方〕制半夏、黃芩各 60 克，乾薑、人參、炙甘草各 40 克，黃連 12 克，大棗 20 克，白酒 2000 毫升。

〔製法〕上藥共搗碎，裝入布袋，放入酒壇，倒入白酒，密封壇口，浸泡 10 日後即成。

〔用法〕每日 2 次，每次飲服 20 毫升。

〔功效〕和胃降逆，開結散痞。

法3 薑汁葡萄酒

〔適用〕本酒適於寒性腹痛，噯氣呃逆等症患者飲用。

〔配方〕生薑 250 克，葡萄酒 2500 毫升。

〔製法〕將生薑搗爛、軋汁，與葡萄酒一起倒入酒壇，密封壇口，10 日後即成。

〔用法〕每日 2～3 次，每次飲服 50 毫升。

〔功效〕健胃祛濕，散寒止痛。

法4 三香加味酒

〔適用〕本酒適於脘腹飽滿、噯氣呃逆、消化不良、食慾不振等症患者飲服。

〔配方〕木香 9 克，丁香、檀香各 6 克，茜草 60 克，砂仁 15 克，紅曲 30 克，蜂蜜 250 毫升，白酒 7000 毫升。

〔製法〕將上藥加工成細末，加蜂蜜調勻為丸

（每丸約 9 克重），放入酒罈，倒入白酒，浸泡 10 日即成。

〔用法〕每日 2 次，每次飲服 15～20 毫升。

〔功效〕開胃健脾，順氣消食，快膈寬胸。

二十一、腹 瀉

(診斷要點)

1.多因受涼、飲食不調或中毒等，使胃腸功能失調。

2.主要是大便次數增多，糞便稀薄或水樣，但無膿血。

(藥酒療法)

法1 山楂桂圓酒

〔適用〕本酒適於慢性腹瀉者飲服。

〔配方〕山楂片、桂圓肉各 250 克，大棗、紅糖各 30 克，黃酒 1000 毫升，薑汁 30 毫升。

〔製法〕將上藥放入砂鍋，加水過藥面，煮沸 5 分鐘，冷卻後倒入酒罈，加入黃酒、薑汁，浸泡 7 日即成。

〔用法〕每日 3 次，每次飲服 10～15 毫升。

〔功效〕消食化積，溫中止瀉。

法2 黨參酒

〔適用〕本酒適於脾虛泄瀉、四肢無力、食慾不佳、脾虛氣喘、頭暈心慌者飲服。

〔配方〕老條黨參 5 條，白酒 2500 毫升。

〔製法〕將黨參拍出裂縫，置酒壇中，倒入白酒，密封壇口，浸泡 7 日後即成。

〔用法〕每日 3 次，每次飲服 5～30 毫升。

〔功效〕補中益氣，健脾止瀉。

法3 苓朮酒

〔適用〕本酒適於脾虛不運、痰飲咳嗽、大便泄瀉、消化不良、食少腹脹、小便不利等症患者飲服。

〔配方〕白朮 500 克，白茯苓 250 克，黃酒 2500 毫升。

〔製法〕將前 2 味藥搗碎，裝入酒壇中，倒入黃酒，密封壇口，浸泡 15 日後即成。

〔用法〕每日 3 次，每次飲服 10～15 毫升。

〔功效〕健脾，利濕，止瀉。

法4 薏苡仁酒

〔適用〕本酒適於腹脹、泄瀉、水腫、小便不利、腳氣足腫、四肢痹痛等症患者使用。

〔配方〕薏苡仁 2500 克，酒曲適量，米 2000 克。

〔製法〕將薏苡仁研末，同米置鍋中煮成硬粥狀，待溫後，拌入酒曲，置入酒壇內，密封壇口，放到保溫

的地方，經 5～7 日後過濾去渣即成。

〔用法〕每日 3 次，每次飲 10～30 毫升。

〔功效〕健脾，利水，滲溫，清熱。

法5 參尤酒

〔適用〕本酒適於脾胃虛弱、中氣不足所致的食少便溏、面色萎黃、語聲低微、四肢無力等症患者飲服。

〔配方〕人參、生薑各 50 克，炙甘草、大紅棗各 75 克，白茯苓、炒白尤各 100 克，黃酒 2500 毫升。

〔製法〕將上藥共研碎，放入酒壇中，倒入黃酒，密封壇口，5 日後過濾去渣即成。

〔用法〕每日 2 次，每次飲服 10～15 毫升。

〔功效〕甘溫益氣，健脾養胃。

法6 白藥酒

〔適用〕本酒適於脾虛食少、食後腹滿、大便溏稀、小便不利者飲服。

〔配方〕白茯苓、白尤、天花粉、山藥、芡實、牛膝、薏苡仁各 30 克，白豆蔻 18 克，白酒 2500 毫升。

〔製法〕將上藥研碎，裝入布袋裡紮口，放入酒壇，倒入白酒，加蓋密封壇口，每日搖動 1 次，浸泡 15 日後即成。

〔用法〕每日 2 次，每次飲服 15～20 毫升。

〔功效〕健脾，燥濕。

法7 荔枝酒

〔適用〕本酒適於脾虛中氣不足所致泄瀉、食慾不振等症患者飲服。

〔配方〕鮮荔枝肉 1500 克，陳米酒 2500 毫升。

〔製法〕將鮮荔枝肉置於酒壇中，倒入米酒，放於陰涼處，浸泡 7 日後即成。

〔用法〕每日 2 次，每次飲服 20～30 毫升。

〔功效〕益氣健脾，養血益肝。

法8 蓮子山藥酒

〔適用〕本酒適於脾虛腹瀉、遺精、白帶等症患者飲服。

〔配方〕蓮子、山藥（炒）各 150 克，白酒 2500 毫升。

〔製法〕將蓮子去皮、心，連同山藥洗淨，裝入酒壇內，倒入白酒，密封壇口，每日搖蕩 2 次。浸泡 15 日後即成。

〔用法〕每日 2 次，每次飲服 15～20 毫升。

〔功效〕養心補脾，益腎澀精。

法9 蒜酒

〔適用〕本酒可治風瀉，適於因感受風邪、症見惡風、自汗、頭痛發熱、泄瀉如水等症患者飲服。

〔配方〕獨頭蒜 1 個，紅糖、燒酒適量。

〔製法〕將蒜以紅糖、燒酒煮沸後備用。

〔用法〕每日 2 次，每次 1 劑。

〔功效〕祛風，止瀉。

法10 薏苡芡實酒

〔適用〕本酒適於脾虛腹瀉、肌肉酸痛、關節疼痛、水腫、白帶增多、腸癰、肺癰等症患者飲服。

〔配方〕薏苡仁、芡實各 125 克，白酒 2500 毫升。

〔製法〕將薏苡仁、芡實研碎，放入酒壇，倒入白酒，加蓋密封壇口，每日搖動 2 次，浸泡 15 日即成。

〔用法〕每日 2 次，每次飲服 10～15 毫升。

〔功效〕健脾利濕，除痹緩急。

二十二、痢　疾

診斷要點

1.菌痢為畏寒、發熱、腹痛、腹瀉、裡急後重、大便含有膿血。

2.阿米巴痢疾大便呈果醬樣，具特殊腐敗臭味。

藥酒療法

法1 地瓜酒

〔適用〕本酒適於腹瀉、痢疾、消化不良、黃疸、白帶增多、痔瘡等症患者飲服。

〔配方〕地瓜藤 1000 克，白酒 2000 毫升。

〔製法〕將地瓜藤搗碎，放入酒壇，倒入白酒，浸泡 7 日後即成。

〔用法〕每日 2 次，每次飲服 30～50 毫升。

〔功效〕行氣清熱，除濕，活血。

法2 楊梅酒

〔適用〕本酒適於痢疾、腹瀉、嘔噦者飲服。

〔配方〕楊梅 250 克，白酒 2500 毫升。

〔製法〕將楊梅放入酒壇，倒入白酒，密封壇口，浸泡 7 日即成。

〔用法〕每日 2 次，每次食楊梅 1～2 枚，飲酒 10～15 毫升。

〔功效〕止泄瀉，滌腸胃。

法3 山楂紅糖酒

〔適用〕本酒適於急性細菌性痢疾患者飲服。

〔配方〕山楂、紅糖各 60 克，白酒 30 毫升。

〔製法〕文火將山楂炒至略焦，離火加酒攪拌，再加水 200 毫升，煎 15 分鐘，去渣加紅糖即成。

〔用法〕每日 1 劑，趁溫 1 次服下。

〔功效〕止痢。

法4 生薑芍藥酒

〔適用〕本酒適於下痢不止、腹痛轉筋難忍者飲服。

〔配方〕生薑 30 克（搗碎），炒白芍 15 克，白酒 70 克。

〔製法〕將上藥用白酒煮沸 1 分鐘，去渣待用。

〔用法〕每日 1 劑，1 次服下。

二十三、便　秘

診斷要點

1.便秘是由於大腸的蠕動功能失調、糞便在腸內滯留過久、水分被過度吸收使糞便過於乾燥、堅硬所致。

2.大便經常秘結不通，排便時間延長，或雖有便意，但排便困難。

藥酒療法

法1 桃仁酒

〔適用〕本酒適用於產後血虛便秘者飲用。

〔配方〕桃仁 200 克，米酒 2500 毫升。

〔製法〕將桃仁搗爛，放於酒壇內，倒入米酒，密封壇口，浸泡 10 日即成。

〔用法〕每日 2 次，每次飲服 30 毫升。

〔功效〕潤腸通便。

法2　竹酒

〔**適用**〕本酒適於便秘、原發性高血壓、痔瘡等症患者飲服。

〔**配方**〕嫩竹 300 克，白酒 2500 毫升。

〔**製法**〕將嫩竹切成片狀，放入酒壇，倒入白酒，密封壇口，浸泡 15 日即成。

〔**用法**〕早晚各 1 次，每次飲服 20 毫升。

〔**功效**〕清熱利竅。

法3　麻子酒

〔**適用**〕本酒適於老年或產後津傷血虛、大便乾結者飲服。

〔**配方**〕火麻仁 1000 克，米酒 2000 毫升。

〔**製法**〕將火麻仁研末，放入酒壇，倒入米酒，密封壇口，浸泡 7 日即成。

〔**用法**〕每日 2 次，每次飲服 30 毫升。

〔**功效**〕潤腸通便。

法4　松子酒

〔**適用**〕本酒適於病後體虛、口渴便秘、羸瘦少氣、頭暈目眩、咳痰少、皮膚乾燥、心悸、盜汗等症者飲服。

〔**配方**〕松子仁 350 克，黃酒 2500 毫升。

〔**製法**〕將松子炒香，搗碎，放入酒壇，倒入黃酒，隔水煮沸，待涼加蓋密封壇口，置於陰涼處，浸泡

5 日後過濾去渣即成。

〔用法〕每日 3 次，每次用開水送服 20～30 毫升。

〔功效〕補氣血，潤五臟，止渴，滑腸。

法 5 蜂蜜酒

〔適用〕本酒適於腸燥便秘、肺虛久咳，特別適於老年人，長期飲用對身體大有裨益。

〔配方〕蜂蜜 1000 克，紅曲 100 克。

〔製法〕將蜂蜜加水 2000 克，再加入紅曲混勻裝入酒壇，蜜封壇口，發酵 50 日，經過濾去渣即成。

〔用法〕每日 3 次，每次飲服 30～50 毫升。

〔功效〕滑腸通便，潤肺補中，緩急解毒。

法 6 硝黃酒

〔適用〕本酒適於食積不化、留滯中焦、腹部滿悶、按之疼痛者飲服。

〔配方〕朴硝 10 克，大黃 30 克，白酒 100 克。

〔製法〕將上藥搗碎，用白酒 100 克，煮取 50 克，過濾去渣即成。

〔用法〕每日 1 劑，上藥酒 1 次服下。

〔功效〕開結，消食，通便。

法 7 地黃生薑酒

〔適用〕本酒適於虛勞形瘦、食慾不振、腸燥便秘等症患者飲服。

〔配方〕地黃汁 140 克，生薑汁 100 克，羊脂 300 克，白蜜 150 毫升，黃酒 2000 毫升。

〔製法〕將鮮生地、鮮生薑按用量榨取汁，備用；再將糯米酒倒入壇中，置文火上煮沸，邊煮邊徐徐下入羊脂，化盡後再倒入地黃汁、生薑汁攪勻，再煮數十沸後離火待涼。然後將白蜜煉熟，乘熱倒入藥酒內攪勻，加蓋密封，置於陰涼處，經 5 日即成。

〔用法〕每日 3 次，每次飲服 20～30 毫升。

〔功效〕補脾益氣，調中開胃，滋陰生津，潤燥通便，養身益壽。

法8 枸杞麻仁酒

〔適用〕本酒適於身體羸弱、腸燥便秘、面色萎黃、倦怠無力、頭昏目眩、口乾食少等症患者飲服。

〔配方〕枸杞子、火麻仁各 350 克，生地黃 250 克，白酒 2500 毫升。

〔製法〕將上 3 味藥切碎，蒸熟，攤開晾去熱氣，放入酒壇中，倒入白酒，密封壇口，浸泡 7 日即成。

〔用法〕每日 3 次，每次飲服 20～30 毫升。

〔功效〕滋陰養血，補虛潤腸。

法9 杏仁蜜酒

〔適用〕本酒適於脾胃不和、氣機不舒、食慾不振、腸燥便秘等症患者飲服。

〔配方〕甜杏仁 90 克，蜂蜜 90 毫升，地黃汁 180

毫升，大棗 50 克，生薑汁 70 毫升，花生油 70 毫升，白酒 2500 毫升。

〔製法〕取鮮地黃榨取汁，將大棗去核，同杏仁搗成泥狀，再取生薑榨取汁，倒入酒壇中，加入花生油；最後將蜂蜜煉熟，乘熱同大棗、杏仁泥裝入壇內攪勻，隔水煮沸，待涼後，加蓋密封壇口，置陰涼處，浸泡 15 日後即成。

〔用法〕每日 3 次，每次飲服 20～30 毫升。

〔功效〕補脾益氣，調中和胃，養陰生津，潤肺滑腸，養身益壽。

二十四、糖尿病

（診斷要點）

1.糖尿病以煩渴、多飲、多尿、多食、消瘦、疲乏等為主要症狀。青春期前可能影響發育，並會出現外陰瘙癢、月經紊亂等。其慢性併發症可致彌漫性微血管病變，造成心腦血管病變、腎臟病變、眼部病變、神經系統病變和關節損害、皮下出血、缺血性潰瘍及各種感染等。

2.空腹血糖 ≥7.8mmol/L（140mg%），餐後血糖任何時間 ≥11.1mmol/L（200mg%），即可診斷為糖尿病。

3.血脂、血乳酸鹽、血酮體、尿酮體、血電解質、

pH 值、二氧化碳結合力、血滲透壓等均可有改變。

藥酒療法

法1 枸杞菊花酒

〔適用〕本酒適於視物模糊、腎虛消渴、陽痿遺精、腰背疼痛、足膝酸軟、肺燥咳嗽等症患者飲服。

〔配方〕枸杞子 150 克，甘菊花 12 克，麥冬 30 克，曲適量，糯米 2500 克。

〔製法〕將前 3 味藥放入砂鍋，煮爛取汁，將糯米蒸熟成為乾飯，待涼後將乾飯、曲、藥汁攪拌均勻，放入酒壇，密封壇口，置於溫暖處，發酵 20 日後，過濾去渣即成。

〔用法〕每日 2 次，每次飯前飲服 15～20 毫升。

〔功效〕補腎益精，養肝明目，止淚。

法2 人參酒

〔適用〕本酒適於久病氣虛、脾肺不足、食慾不振、自汗乏力、津傷口渴、神經衰弱、失眠多夢、疲倦心悸、健忘、陽痿等症患者飲服。

〔配方〕白人參 150 克，白酒 2500 毫升。

〔製法〕將人參切片，放入酒壇，倒入白酒，密封壇口，浸泡 15 日後即成。

〔用法〕每日早晚各 1 次，每次飲服 10～15 毫升。服用期間，不宜喝茶，忌食蘿蔔，反藜蘆。

〔**功效**〕大補元氣，補脾益肺，生津固脘，安神益智。

法3 棗脂酒

〔**適用**〕本酒適於久病體虛、消渴、脾虛氣弱、食慾減退等症患者飲服。

〔**配方**〕紅棗 250 克，羊脂 25 克，糯米酒 1500 毫升。

〔**製法**〕先將紅棗洗淨，再放入鍋中煮軟後倒去水，加入羊脂、米酒，煮沸後停火冷涼，將紅棗和酒液一併倒入酒壇內，密封壇口，置於陰涼處，5 日後即成。

〔**用法**〕每日 2 次，每次飲服 10～15 毫升，食紅棗 3～5 枚。

〔**功效**〕補虛健脾。

法4 醍醐酒

〔**適用**〕本酒適於消渴、便秘、虛勞肺痿、中風煩熱、皮膚瘙癢等症患者飲服。

〔**配方**〕醍醐 300 克，黃酒 2500 毫升。

〔**製法**〕將黃酒倒入酒壇，置於火上煮沸，再將醍醐投入熱酒中，攪拌溶化，然後再將壇離火等冷涼，靜置過濾澄清即成。

〔**用法**〕每日 2 次，每次飯前溫服 20～30 毫升。

〔**功效**〕補虛添髓，滋陰潤燥，養營止渴兼祛風

濕。

法5 鳳眼草酒

〔適用〕本酒適於糖尿病患者飲服。

〔配方〕鳳眼草 250 克，黃酒 2500 毫升。

〔製法〕將鳳眼草切碎，放入酒壇內，倒入黃酒，密封壇口，浸泡 10 日後即成。

〔用法〕每日 2 次，每次飲服 15～20 毫升。

〔功效〕清熱，燥濕，澀腸，止血。

法6 薏苡綠豆酒

〔適用〕本酒適於糖尿病患者飲服。

〔配方〕薏苡仁 60 克，炒綠豆 60 克，玉米鬚 140 克，黃酒 2500 毫升。

〔製法〕將前 2 味藥研碎，同玉米鬚裝入紗布袋，放入酒壇內，倒入黃酒，加蓋密封壇口，置於陰涼處，浸泡 10 日後即成。

〔用法〕每日 2 次，每次飲服 15～20 毫升。

〔功效〕利水滲濕，健脾止渴，清熱解毒。

二十五、遺 精

診斷要點

1. 不因性生活而精液遺泄。一般成年男子偶有遺精為生理現象，次數頻繁，以至影響工作則為病態。

2.常伴有精神委靡、腰酸腿軟等症狀。

藥酒療法

法1 地黃沉香酒

〔適用〕本酒適於肝腎陰虧或精血不足引起頭昏目眩、目暗多淚、面色不華、腰膝酸軟、耳聾耳鳴、遺精、失眠多夢等患者飲服。

〔配方〕熟地黃 125 克，沉香 25 克，枸杞子 60 克，高粱酒 1800 毫升。

〔製法〕將熟地黃曬乾，與枸杞子、沉香、高粱酒放入酒壇內，密封壇口，浸泡 10 日後即成。

〔用法〕每日 1 次，睡前服 15～30 毫升。

〔功效〕補肝腎，益精血。

法2 薯蕷酒

〔適用〕本酒適於體質虛弱、遺精、早泄、盜汗、失眠、多夢、心悸、怔忡者飲服。

〔配方〕薯蕷 100 克，山茱萸 30 克，五味子、人參各 10 克，白酒 1250 毫升。

〔製法〕將上藥加工粗末，放入酒壇中，倒入白酒，密封壇口，浸泡 15 日後即成。

〔用法〕每日 2 次，每次飲服 15～30 毫升。

〔功效〕益精髓，健脾胃。

法3 鹿茸山藥酒

〔適用〕本酒適於性慾減退、陽痿、遺精、早泄等症患者飲服。

〔配方〕鹿茸 35 克，山藥 150 克，白酒 2500 毫升。

〔製法〕將鹿茸、山藥與白酒共置入容器中，密封壇口，浸泡 7 日後即成。

〔用法〕每日 3 次，每次飲服 15～30 毫升。

〔功效〕補腎壯陽。

法4 五子酒

〔適用〕本酒適於肝腎虛損的腰膝冷痛、軟弱無力、遺精、陽痿、滑精及小便頻數、視物模糊、婦女白帶經久不止等症患者飲服。

〔配方〕覆盆子、菟絲子、楮實子、金櫻子、枸杞子、桑螵蛸各 60 克，白酒 2500 毫升。

〔製法〕將上藥研碎，裝入紗布袋內紮口，放於酒壇內，倒入白酒，密封壇口，浸泡 15 日後即成。

〔用法〕每日 2 次，每次飲服 10～15 毫升。

〔功效〕補肝腎，益精髓，固精，縮尿，明目。

法5 淫羊藿酒

〔適用〕本酒適於陽痿、遺精、滑精、白濁、小便淋瀝不盡以及諸虛、百損、五勞、七傷、諸風雜症患者飲服。

〔配方〕淫羊藿 150 克，當歸 120 克，肉蓯蓉、仙茅各 60 克，雄黃、黃柏、知母各 30 克，白酒 3500 毫升。

〔製法〕將上藥切碎，放入酒壇內，倒入白酒，放在文火上煮 6 小時，再密封壇口埋於地下土內，10 日後將藥撈出，曬乾研為細末，稻米面打為糊丸（桐子大）備用。

〔用法〕每日早晚各 1 次，每次飲酒 30 毫升，服藥丸 15 粒。用藥時忌食牛肉。

〔功效〕生精血，益腎水，進飲食，助陽補陰，健身強體。

二十六、早　泄

（診斷要點）

1. 性交時間極短即行排精，甚至性交前即泄精，以致不能進行正常性交。

2. 多由疏泄失常、腎虛封藏失職所致。

（藥酒療法）

法1 助陽固精酒

〔適用〕本酒適於陽痿、早泄、不育患者飲服。

〔配方〕肉蓯蓉、覆盆子、炒補骨脂各 30 克，桑

甚、枸杞子、菟絲子、韭子、楮實子、巴戟天各 23
克，山萸肉、牛膝各 22 克，蓮鬚 15 克，蛇床子、炒山
藥、木香各 7.5 克，白酒 3000 毫升。

〔製法〕將上藥研碎，裝入紗布袋內，紮口放入酒
壇內，倒入白酒，密封壇口，隔水煮 4 小時後，埋入地
下土中 5 日即成。

〔用法〕每日 2 次，每次飲服 20 毫升。

〔功效〕補肝益腎、助陽固精。

法2 九子酒

〔適用〕本酒適於陽痿不舉、早泄精冷、女子宮冷
不育、神疲乏力等症患者飲服。

〔配方〕鹿茸、仙茅、遠志肉、川續斷、蛇床子、
巴戟肉、車前子、杜衡子各 21 克，肉蓯蓉 84 克，白酒
2500 毫升。

〔製法〕將上藥研碎，裝入紗布袋內，紮口，放入
酒壇內，倒入白酒，密封壇口，浸泡 20 日後即成。

〔用法〕每日 2 次，每次飲服 15～30 毫升。

〔功效〕強陽補腎，益精氣，壯筋骨。

法3 木香酒

〔適用〕本酒適於元陽虛衰之陽痿不舉、早泄遺
精、女子宮冷不孕、小腹冷痛、小便頻數不禁等症患者
飲服。

〔配方〕木香 25 克，附子、巴戟天、茴香、蓮實

肉各 52 克，蛇床子 2 克，白酒 2500 毫升。

〔製法〕將上藥研碎，裝入紗布袋，放入酒壇，倒入白酒，密封壇口，浸泡 15 日即成。

〔用法〕每日 2 次，每次飲服 15～30 毫升。

〔功效〕補腎壯陽。

法4 枸杞菟絲子酒

〔適用〕本酒適於腎虛精少、陽痿早泄、遺精、精冷等症患者飲服。

〔配方〕枸杞子、菟絲子各 80 克，北五味子、車前子各 20 克，覆盆子 40 克，白酒 2500 毫升。

〔製法〕將上藥研碎，裝入紗布袋內紮口，放入酒壇中，倒入白酒，密封壇口，浸泡 15 日後即成。

〔用法〕每日 2 次，每次 20～30 毫升。

〔功效〕填精益髓，補腎固精。

二十七、陽 痿

診斷要點

1. 陽事不舉或臨房舉而不堅。

2. 多因腎氣虧虛、情志不遂所致，少數會因濕熱下注而發。

藥酒療法

法1 治陽痿酒

〔適用〕本酒適於腎陽虛陽痿者飲服。

〔配方〕人參50克，枸杞子200克，黃酒1500毫升。

〔製法〕將上藥放入砂鍋，加水過藥面，文火煮沸，與黃酒一同倒入酒壇，密封壇口，浸泡30日後即成。

〔用法〕每日2次，每次15～30毫升。食冬蟲夏草炖雞或對蝦時飲之更佳。

〔功效〕補腎壯陽。

法2 雪蓮蟲草酒

〔適用〕本酒適於陽痿或性慾減退者飲服。

〔配方〕雪蓮花250克，冬蟲夏草125克，白酒2500毫升。

〔製法〕將雪蓮花切碎，與冬蟲夏草、白酒共置入酒壇中，密封壇口，浸泡15日即成。

〔用法〕每日2次，每次飲服15～20毫升。

〔功效〕補虛壯陽。

法3 雪蓮花酒

〔適用〕本酒適於陽痿，尤其對青年人新婚陽痿、性生活困難者飲服療效更為顯著。

〔配方〕雪蓮花 300 克，白酒 2500 毫升。

〔製法〕將雪蓮花放入酒壇中，倒入白酒，密封壇口，浸泡 10 日後即成。

〔用法〕每日 2 次，每次飲服 15～20 毫升。

〔功效〕興陽，除濕，壯筋骨。

法4 仙茅酒

〔適用〕本酒適於陽痿、精冷、小便失禁、心腹冷痛、腰腳冷痺等症患者飲服。

〔配方〕仙茅 300 克，白酒 2500 毫升。

〔製法〕將仙茅研碎，放酒壇中，倒入白酒，密封壇口，浸泡 10 日後即成。

〔用法〕每日 2 次，每次飲服 10～15 毫升。

〔功效〕補腎陽，壯筋骨，除寒濕。

法5 淫羊藿酒

〔適用〕本酒適於陰陽兩損、命門失衰所引起的陽痿、女子不孕等症患者飲服。

〔配方〕淫羊藿 250 克，白酒 2500 毫升。

〔製法〕將淫羊藿加工碎，裝入紗布袋紮口，放入酒壇，倒入白酒，密封壇口，浸泡 5 日即成。

〔用法〕每晚睡前飲服，每次 15～20 毫升。

〔功效〕補腎壯陽，強筋健骨。

法6 靈脾地黃酒

〔適用〕本酒適用於腎虛陽痿、宮寒不孕、腰膝無

力等症患者飲用。

〔**配方**〕仙靈脾 62 克，熟地 38 克，醇酒 1250 毫升。

〔**製法**〕將上藥共碎細，裝入紗布袋，放入酒壇，密封壇口，浸泡 10 日後即成。

〔**用法**〕每日 3 次，每次 15～30 毫升。

〔**功效**〕補腎助陽。

法7 ㊀㊁㊂㊃㊄

〔**適用**〕本酒適於腎陽虛的陽痿、小便頻數、夜尿多、頭暈等症患者飲服。

〔**配方**〕巴戟天、菟絲子各 125 克，白酒 2500 毫升。

〔**製法**〕將上藥加工碎，放入酒壇，倒入白酒，密封壇口，浸泡 10 日後即成。

〔**用法**〕每日 2～3 次，每次飲服 10～15 毫升。

〔**功效**〕溫補腎陽。

法8 ㊀㊁㊂㊃㊄

〔**適用**〕本酒適於腎陽虛的陽痿、宮寒不孕、腰膝酸痛等症患者飲服。

〔**配方**〕淫羊藿 250 克，肉蓯蓉 125 克，白酒 2500 毫升。

〔**製法**〕將上藥加工碎，放入酒壇內，倒入白酒，密封壇口，每日搖晃 1 次，如此浸泡 10 日後即成。

〔用法〕每日 3 次，每次飲服 10～15 毫升。

〔功效〕補腎壯陽。

法9 海馬酒

〔適用〕本酒適於精氣久虧引起的陽痿、腰膝酸軟等症患者飲服。

〔配方〕海馬 10 隻，白酒 2500 毫升。

〔製法〕將海馬浸入白酒內，密封酒壇口，浸泡 15 日後即成。

〔用法〕每日 1 次，睡前飲服 15～20 毫升。

〔功效〕補腎助陽。

法10 猬皮酒

〔適用〕本酒適於性神經衰弱，男性陽痿等症患者飲服。

〔配方〕刺猬皮 200 克，白酒 2500 毫升。

〔製法〕將刺猬皮焙乾，研成細末放入酒壇，倒入白酒，攪勻後放置浸泡 5 日，濾過澄清貯存備用。

〔用法〕每日 3 次，每次飲服 25～50 毫升。

〔功效〕固本壯陽。

法11 參杞酒

〔適用〕本酒適於肝腎精虧、陽痿、耳聾、面色無華等症患者飲服。

〔配方〕枸杞子汁、地黃汁各 100 克，麥門冬汁 60 克，杏仁、白茯苓各 30 克，人參 20 克，白酒 1500 毫

升。

〔製法〕將上藥中後三味搗碎，同前三味放入酒壇內，倒入白酒，密封壇口，置於陰涼處，每日搖晃1次，經10日後過濾即成。

〔用法〕每日1次，每次飯前溫飲10毫升。

〔功效〕滋養肝腎，補益精血。

法12 九香蟲酒

〔適用〕本酒適於腎虛所致的陽痿及胸膈氣滯等症患者飲服。

〔配方〕九香蟲250克，白酒2500毫升。

〔製法〕將九香蟲乾燥拍碎，裝入紗布袋內紮口，放入酒壇中，倒入白酒，浸泡10日即成。

〔用法〕每日2次，每次飲服10～20毫升。

〔功效〕補腎壯陽，理氣止痛。

法13 杞地參苓酒

〔適用〕本酒適於精不足所致的陽痿、耳鳴、目花、早衰等病症患者飲服。

〔配方〕枸杞子、熟地黃各200克，紅參40克，茯苓50克，首烏120克，白酒2500毫升。

〔製法〕將上5味藥加工碎，放入酒壇，倒入白酒，密封壇口，置於陰涼處，每日搖晃1次，浸泡14日後即成。

〔用法〕每日早晚各1次，每次飲服10～20毫

升。

〔功效〕補肝腎，益精血，補五臟，益壽延年。

法14 楮實助陽酒

〔適用〕本酒適於腎陽虛損、陽痿滑泄、脾胃虛寒、面色無華等症患者飲服。

〔配方〕楮實子 150 克，制附子、川牛膝、巴戟天、石斛、大棗各 75 克，炮薑、肉桂各 40 克，鹿茸 12 克，白酒 2500 毫升。

〔製法〕將上藥共搗碎，裝入紗布袋內，紮口，放入酒壇中，倒入白酒，密封壇口，置陰涼處，每日搖晃 1 次，浸泡 10 日後即成。

〔用法〕每日 2 次，每次空腹溫飲 10 毫升。

〔功效〕溫腎助陽。

法15 白花沉香酒

〔適用〕本酒適於腎陽不足、陽痿不舉、小便淋瀝、男子陽弱不育、女子陰虛不孕者飲服。

〔配方〕玫瑰花、薔薇花、梅花、桃花、韭菜花、沉香各 15 克，核桃肉 120 克，黃酒、白酒各 1250 毫升。

〔製法〕上藥裝入紗布袋內紮口，懸於酒壇內，倒入黃、白酒，密封壇口，浸泡 30 日後即成。

〔用法〕每日 3 次，每次飲服 30 毫升。

〔功效〕益腎固精，強陽起痿。

法 16　⬤白⬤朮⬤青⬤皮⬤酒

〔適用〕本酒適於脾腎兩衰、男子陽痿、女子經水不調、赤白帶下等症患者飲服。

〔配方〕白朮、青皮、生地、厚朴、杜仲、破故紙、廣陳皮、川椒、巴戟肉、白茯苓、小茴香、肉蓯蓉各 30 克，青鹽 15 克，黑豆 60 克，白酒 1500 毫升。

〔製法〕將白朮土炒，厚朴、杜仲以薑汁炒，破故紙、黑豆分別微炒，廣陳皮去淨白。上 14 味藥共搗為粗末，裝入紗布袋內，紮口懸於酒壇內，倒入白酒，封口浸泡 7 日後即成。

〔用法〕每日 2 次，每次飲服 15～30 毫升。

〔功效〕添精補髓，健脾養胃，久服壯體。

法 17　⬤仙⬤茅⬤龍⬤眼⬤酒

〔適用〕本酒適於陽痿不舉者飲服。

〔配方〕仙茅、淫羊藿、五加皮、龍眼肉各 30 克，白酒 2250 毫升。

〔製法〕將上藥搗碎放入酒壇內，倒入白酒，密封壇口，浸泡 20 日後過濾即成。

〔用法〕每日早晚各飲 1 次，每次飲服 30～60 毫升。

〔功效〕壯陽補腎。

二十八、性慾減退

診斷要點

1. 性要求減少甚至無性慾。
2. 出現不育、陽痿、少精等性機能不良的表現。

藥酒療法

法1 巴戟淫羊酒

〔適用〕本酒適於神經衰弱、性慾減退、風濕痺痛、肢體癱瘓、末梢神經炎等症患者飲服。

〔配方〕巴戟天、淫羊藿各 250 克，白酒 2500 毫升。

〔製法〕將上 2 味藥切碎，與白酒共置入容器中，密封壇口，浸泡 10 日後即成。

〔用法〕每日 1 次，每次飲服 20 毫升。

〔功效〕壯陽祛風。

法2 對蝦酒

〔適用〕本酒適於性機能減退、男子陽痿等症患者飲服。

〔配方〕對蝦 20 對，白酒 2500 毫升。

〔製法〕將鮮大對蝦洗淨，放入酒壇中，再倒入白酒，加蓋密封，置於陰涼處，浸泡 10 日即成。

〔用法〕每日 2 次，每次飲服 15～20 毫升。

〔功效〕補腎壯陽。

法3 鹿茸人參酒

〔適用〕本酒適於氣虛及腎陽虛出現的腰膝酸軟、性功能衰退、耳鳴或由於腎陽虛而致的男性不育症患者飲服。

〔配方〕人參、熟地黃各 30 克，海馬、鹿茸各 20 克，肉蓯蓉 40 克，白酒 2000 毫升。

〔製法〕將人參、鹿茸研為末，再與其他藥物一起用白酒密封浸泡 30 日後即成。

〔用法〕每日 2 次，每次飲服 10 毫升。

〔功效〕益氣補血，補腎壯陽。

二十九、月經失調

診斷要點

1. 婦女月經週期一般應為 28 天左右，提前一週以上者叫月經先期；延後一週以上者叫月經後期。

2. 月經不調，就是指月經先期、後期或先後不定期，經量過多過少而言。

藥酒療法

法1 當歸川芎酒

〔適用〕本酒適於月經先期者飲用。

〔配方〕當歸 20 克，川芎 8 克，白芍 45 克，生地 38 克，丹皮 28 克，地骨皮 46 克，生牡蠣 46 克，黃柏 20 克，黃酒 2500 毫升。

〔製法〕上藥加工碎，裝入紗布袋，懸於酒壇內，倒入黃酒隔水煮沸後，冷涼，密封壇口，每日搖晃 1 次，浸泡 20 日後即成。

〔用法〕每日 2 次，每次飲服 15～20 毫升。

〔功效〕活血行氣，補血調經。

法2 當歸熟地酒

〔適用〕本酒適於月經後期者飲用。

〔配方〕當歸、熟地、黃芪各 30 克，川芎、赤芍各 18 克，黨參、香附各 25 克，肉桂 8 克，黃酒 2500 毫升。

〔製法〕將上藥加工碎，裝入紗布袋，紮口懸於酒壇內，倒入黃酒，隔水煮沸後，晾涼，密封壇口，每日搖晃 1 次，浸泡 15 日即成。

〔用法〕每日 2 次，每次飲服 15～20 毫升。

〔功效〕活血行氣，養血滋陰，調經益氣。

法3 兩地加味酒

〔適用〕本酒適於月經過多者飲服。

〔配方〕生地、熟地各 40 克，白芍 20 克，菟絲子 32 克，阿膠珠、黨參、艾葉炭各 16 克，甘草、升麻各 8 克，當歸身 12 克，白朮 20 克，煅龍骨 40 克，黃酒 2500 毫升。

〔製法〕將上藥加工碎，裝入紗布袋，紮口懸於酒壇內，倒入黃酒，隔水煮沸後，冷卻密封壇口，每日搖晃 1 次，浸泡 20 日即成。

〔用法〕每日 1 劑，每次飲服 15～20 毫升。

〔功效〕養陰生津，養血滋陰，平抑肝陽。

法4 當歸赤芍酒

〔適用〕本酒適於月經量少者飲服。

〔配方〕當歸 36 克，赤芍 20 克，川芎 15 克，何首烏 36 克，柏子仁 36 克，生棗仁 30 克，黨參 20 克，沙參 20 克，紅花 15 克，香附 20 克，黃酒 2500 毫升。

〔製法〕將上藥研碎，裝入紗布袋，紮口懸於壇內，隔水煮沸，然後冷卻，密封壇口，每日搖晃 1 次，浸泡 20 日後即成。

〔用法〕每日 2 次，每次飲服 10～20 毫升。

〔功效〕補血調經，活血行氣。

法5 治月經不調酒

〔適用〕本酒適於貧血、低血壓、產後面色無華、

月經不調者飲服。

〔配方〕當歸 50 克，川芎 25 克，白芍 50 克，生地 50 克，熟地 50 克，甘草 15 克，黃酒 1500 毫升。

〔製法〕上藥放入砂鍋加水過藥面，煮沸 5 分鐘後，冷卻後加入米酒 1500 毫升，浸泡 15 日後即成。

〔用法〕每日 3 次，飯後飲服 10～15 毫升。

〔功效〕補血益氣，活血調經。

法6 活血養心酒

〔適用〕本酒適於月經不調、血栓性脈管炎、心絞痛患者飲服。

〔配方〕丹參 150 克，白酒 2500 毫升。

〔製法〕將丹參洗淨，切薄片，晾乾，裝入紗布袋內，紮口，懸於酒壇中，倒入白酒，密封壇口，浸泡 15 日即成。

〔用法〕每日 2 次，每次飲服 15～20 毫升。

〔功效〕調經順脈。

法7 當歸肉桂酒

〔適用〕本酒適於月經錯後患者飲服。

〔配方〕當歸 150 克，肉桂 30 克，黃酒 2500 毫升。

〔製法〕將當歸、肉桂放入酒壇，倒入黃酒，密封壇口，浸泡 6～7 天即成。

〔用法〕每日 3 次，每次飲服 15～20 毫升。

〔功效〕溫經活血。

三十、閉　經

診斷要點

　　1.凡女子已過青春期而未來月經者,稱為原發性
閉經;原來有月經,以後因各種原因如貧血、營養不
良、結核、內分泌失調、受寒、過度疲勞、嚴重精神刺
激等,而致月經不來者稱為繼發性閉經。

　　2.妊娠期、哺乳期和經絕期以後的閉經是生理現
象,不能診斷為閉經。

藥酒療法

法1 益母草酒

　　〔適用〕本酒適於血虛閉經者飲服。

　　〔配方〕益母草 400 克,當歸 200 克,白酒 2000
毫升。

　　〔製法〕將上藥搗碎,放入酒壇,倒入白酒,密封
壇口,浸泡 10 日後即成。

　　〔用法〕每晚 1 次,每次飲服 20 毫升。

　　〔功效〕養血調經。

法2 蠶沙酒

　　〔適用〕本酒適於婦女月經久閉,或風濕關節痛及

肢體麻木者飲服。

〔配方〕蠶沙 500 克，黃酒 2500 毫升。

〔製法〕將蠶沙炒至半黃，放入酒壇中，倒入黃酒，密封壇口，置鍋內隔水煮 1 小時即成。

〔用法〕每日 1 次，每次飲服 30～60 毫升。

〔功效〕活血通經，袪風除濕。

法3 牛膝參歸酒

〔適用〕本酒適於婦女閉經、小腹脹痛、冷痛、腰酸痛者飲服。

〔配方〕牛膝 120 克，黨參、當歸、香附各 60 克，紅花、肉桂 36 克，白酒 2000 毫升。

〔製法〕將上藥切成小塊，放入酒壇，倒入白酒，密封壇口，浸泡 10 日即成。

〔功效〕疏肝理氣，溫經活血。

法4 雞血藤酒

〔適用〕本酒適於女子月經不調、閉經及肢體麻木、跌打損傷者飲服。

〔配方〕雞血藤 300 克，冰糖 200 克，白酒 2500 毫升。

〔製法〕將雞血藤切成薄片，放入淨砂鍋內，倒入白酒，置文火上煮沸，待冷後密封壇口，置於陰涼處，經 5 日後即成。

〔用法〕每日 3 次，每次飲服 15～30 毫升。

〔功效〕補血行血，通經絡，強筋骨。

法5 參茸補血酒

〔適用〕本酒適於婦女氣滯血虧、閉經、崩漏、月經不調、赤白帶下、腰腿酸痛、乾血癆症者飲服。

〔配方〕丹參 30 克，川芎、何首烏、甘草、茯神各 12 克，枸杞子、五味子、豆蔻各 9 克，鹿茸 6 克，白朮、蓮子肉、遠志、生地黃、當歸、九節菖蒲各 15 克，白砂糖 250 克，白酒 2500 毫升。

〔製法〕將上 15 味藥盛入紗布袋裡，放入酒壇，倒入白酒，加入白糖，放入鍋中隔水煮 3 小時後，止火待涼，密封壇口，埋入地下土中，去火毒，5 日後即成。

〔用法〕每日 3 次，每次飲服 15～30 毫升。

〔功效〕補血益精。

法6 月季酒

〔適用〕本酒適於月經不調、經來腹痛難忍、月經量少且有塊或經閉者飲服。

〔配方〕月季花 24 克，當歸、丹參各 60 克，冰糖 100 克，黃酒 2000 毫升。

〔製法〕將上藥切碎，與黃酒共置入酒壇內，密封壇口，浸泡 7 日後加入冰糖，攪勻即成。

〔用法〕每日 2～3 次，每次飲服 15～30 毫升。

〔功效〕活血調經。

三十一、痛 經

診斷要點

1. 月經前後或月經期間，小腹及腰部疼痛，甚至劇痛難忍。

2. 可伴噁心、嘔吐、腹瀉、尿頻、尿急、肛門墜脹、頭痛頭暈，甚至暈厥虛脫。

藥酒療法

法1 當歸酒

〔適用〕本酒適於痛經、腰痛、便秘、產後瘀血阻滯、小腹疼痛等症患者飲服。

〔配方〕當歸 550 克，白酒 2500 毫升。

〔製法〕將當歸切薄片，放於酒壇中，倒入白酒，浸泡 3～5 日即成。

〔用法〕每日 3 次，每次飲服 10～20 毫升。

〔功效〕補血調經，活血止痛，潤燥滑腸。

法2 紅花酒

〔適用〕本酒適於婦女血虛、血瘀性痛經等症患者飲服。

〔配方〕紅花 500 克，白酒 2500 毫升。

〔製法〕將紅花裝入紗布袋內，紮口懸於酒壇內，

倒入白酒，密封壇口，浸泡 10 日即成。

〔**用法**〕每日 2 次，每次飲服 20～30 毫升。

〔**功效**〕養血，活血通經，散瘀止痛。

法 3 紅花山楂酒

〔**適用**〕本酒適於經量少且紫黑有塊、小腹脹痛拒按、血塊排出後疼痛減輕者飲服。

〔**配方**〕紅花 150 克，山楂 300 克，白酒 2500 毫升。

〔**製法**〕將上藥放入酒壇內，倒入白酒，密封壇口，浸泡 7 日即成。

〔**用法**〕每日 2 次，每次飲服 15～30 毫升。

〔**功效**〕活血化瘀。

法 4 砂佛酒

〔**適用**〕本酒適於經期延後、量少色暗有塊、小腹及胸肋乳房脹悶不舒、疼痛者飲服。

〔**配方**〕大砂仁、大佛手、大山楂各 150 克，黃酒 2500 毫升。

〔**製法**〕將上藥洗淨，放入酒壇中，倒入黃酒，密封壇口，浸泡 7 日後即成。

〔**用法**〕每日 1 次，每次飲服 15～30 毫升。

〔**功效**〕理氣活血。

法 5 大黃酒

〔**適用**〕本酒適於月經不調、因血瘀積滯經絡胞

宮、月經延後、經期腹痛、結血塊者飲服。

〔**配方**〕大黃 3～12 克，白酒適量。

〔**製法**〕將上藥研末備用。

〔**用法**〕每日 1 劑，白酒調服。

〔**功效**〕活血散瘀。

法6 茴香酒

〔**適用**〕本酒適於經期或前或後、經色正常無塊、行而不暢、乳房及小腹脹痛者飲服。

〔**配方**〕小茴香、青皮各 150 克，黃酒 2500 毫升。

〔**製法**〕將上藥放入酒壇，倒入黃酒，密封壇口，浸泡 5 日即成。

〔**用法**〕每日 2 次，每次飲服 15～30 毫升。

〔**功效**〕疏肝理氣。

法7 茴桂酒

〔**適用**〕本酒適於經期延後、色暗紅、量少、小腹冷痛、得熱稍減等症患者飲服。

〔**配方**〕小茴香 300 克，桂枝 150 克，白酒 2500 毫升。

〔**製法**〕將上藥放入酒壇內，倒入白酒，密封壇口，浸泡 7 日後即成。

〔**用法**〕每日 2 次，每次飲服 15～20 毫升。

〔**功效**〕溫經散寒。

法8 ㊀㊗㊐

〔適用〕本酒適於月經過多或過期不止、經色深紅、質稠有塊、腰腹脹痛、心煩口渴者飲服。

〔配方〕地榆 60 克，黃酒適量。

〔製法〕將地榆研成細末，用黃酒煎服。

〔用法〕每日 2 次，每次飲服 10～30 毫升。

〔功效〕清熱涼血。

法9 ㊖㊡㊙㊢㊐

〔適用〕本酒適於經來先後不定、量少色淡且清稀、小腹空痛、頭暈目眩耳鳴、腰腿酸軟、夜尿多、大便不實者飲服。

〔配方〕寧杞 300 克，杜仲 300 克，白酒 2500 毫升。

〔製法〕將上藥放入酒壇中，倒入白酒，密封壇口，浸泡 7 日後即成。

〔用法〕每日 2 次，每次飲服 15～30 毫升。

〔功效〕補腎。

法10 ㊖㊡㊕㊗㊐

〔適用〕本酒適於月經欲來、腹中脹痛者飲服。

〔配方〕當歸、元胡、制沒藥、紅花各 45 克，白酒 2500 毫升。

〔製法〕上藥共搗碎，裝入白紗布袋紮口放入酒壇內，倒入白酒，密封壇口，浸泡 7 日後即成。

〔用法〕每日早晚各空腹溫飲 15～30 毫升。

〔功效〕活血行瘀。

法11 丹參去痛酒

〔適用〕本酒適於血瘀氣阻、經水不暢、腹內疼痛者飲服。

〔配方〕丹參、玄胡索各 300 克，牛膝、紅花、鬱金各 150 克，白酒 2500 毫升。

〔製法〕上藥共搗碎，裝入紗布袋內扎口，放入酒壇內，倒入白酒浸泡 10 日後即成。

〔用法〕每日早晚空腹溫飲 15～30 毫升。

〔功效〕活血行瘀。

法12 調經酒

〔適用〕本酒適於月經不調、腹內有脹、滿、痛等症患者飲服。

〔配方〕當歸、吳茱萸、川芎各 24 克，炒白芍、白茯苓、陳皮、延胡索、丹皮各 18 克，香附、熟地各 36 克，小茴香、砂仁各 12 克，白酒 2500 毫升。

〔製法〕將上藥搗碎，裝入紗布袋內紮口，放入酒壇內，倒入白酒，密封壇口，放進鍋內隔水煮 2 小時，靜置 24 小時後即成。

〔用法〕每日 2 次，每次飲服 20 毫升。

〔功效〕活血調經，開鬱行氣。

三十二、崩　漏

診斷要點

1.無規律性的子宮出血，多數月經週期不正常，短則十多天，長則幾個月，經期少則 1～2 天，多則 2～3 週，甚至數月不止，經量多少不定。也有表現為月經量多、經期延長、不孕、出血多、貧血。

2.盆腔檢查無明顯異常，子宮正常大小或略飽滿，或質偏軟。

藥酒療法

法1 槐花酒

〔適用〕本酒適於漏下血不止者飲服。

〔配方〕槐花 15 克，白酒適量。

〔製法〕將槐花焙焦，研為細末備用。

〔用法〕每日 1 劑，以酒送服。

〔功效〕清熱涼血，止血調經。

法2 薊根酒

〔適用〕本酒適用於婦女暴崩、下血不止者飲服。

〔配方〕大小薊根各 800 克，白酒 2500 毫升。

〔製法〕上 2 味藥，放入酒壇，倒入白酒，密封壇口，浸泡 7 日後即成。

〔用法〕每日 3 次，每次飲服 20～30 毫升。

〔功效〕止血。

法3 葵花酒

〔適用〕本酒適於婦女崩漏、產後血暈者飲服。

〔配方〕向日葵蒂盤 5 個，黃酒 2500 毫升。

〔製法〕將葵花盤焙成炭，研成細末，放入酒壇，倒入黃酒，放入鍋內隔水煮沸，密封壇口，放置 3 日即成。

〔用法〕每日 3 次，每次飲服 30～50 毫升。

〔功效〕止血。

三十三、帶下病

診斷要點

1. 帶下量明顯增多，色、質、氣味異常。

2. 精神倦怠，四肢不溫，面色萎黃，頭昏目眩，心悸怔忡，小腹冷痛，大便溏薄，小便清長。

藥酒療法

法1 龜膠酒

〔適用〕本酒適於婦女赤白帶下淋漓不止者飲服。

〔配方〕龜板膠 500 克，黃酒 2500 毫升。

〔製法〕將龜板膠放入酒壇，倒入黃酒，放於文火

上煮，將龜板膠煮化即成。

〔用法〕每日1次，每次清晨空腹服50毫升。脾胃虛寒、腹脹便溏者忌服。

〔功效〕滋陰補血，止血止澀。

法2 鱉甲酒

〔適用〕本酒適於腎虛帶下、早婚或分娩次數過多而損傷腎氣、帶下量多、淋漓不斷、腰脹者飲服。

〔配方〕鱉甲9克，酒適量。

〔製法〕將鱉甲焙黃後研末備用。

〔用法〕每日1劑，以酒送服。

〔功效〕補腎養陰。

法3 冬瓜子酒

〔適用〕本酒適用於婦女帶下、腎虛尿濁等症患者飲服。

〔配方〕冬瓜子1000克，黃酒2500毫升。

〔製法〕冬瓜子炒黃研碎，放於酒壇內，倒入黃酒，密封壇口，浸泡10日即成。

〔用法〕每日2次，每次飲服15～20毫升。

〔功效〕祛濕利尿，解毒消炎，滋陰補腎。

法4 芹菜籽酒

〔適用〕本酒適於婦女帶下、產後脘腹寒痛者飲服。

〔配方〕芹菜籽250克，黃酒2500毫升。

〔製法〕芹菜籽置酒中浸泡 5 天即成。

〔用法〕每日 2～3 次，每次飲服 15～20 毫升。

〔功效〕固腎止血，健脾暖胃。

法5 馬齒莧酒

〔適用〕本酒適於腎結核、婦女白帶增多患者飲服。

〔配方〕鮮馬齒莧 1500 克，黃酒 2500 毫升。

〔製法〕將鮮馬齒莧摘根、洗淨、控淨水，搗爛，浸入酒中，浸泡 3 天後過濾去渣即成。

〔用法〕每日 2～3 次，飯前飲服 15 毫升。

〔功效〕利尿瀉熱。

法6 金櫻芡實酒

〔適用〕本酒適於白濁帶下者飲服。

〔配方〕金櫻子、芡實肉各 240 克，黃酒 2000 毫升。

〔製法〕將金櫻子去子洗淨搗爛，芡實肉研碎，共放於酒壇，倒入黃酒，密封壇口，每日搖晃 1 次，浸泡 7 日後加鹽少許，攪勻，隔水煮沸即成。

〔用法〕每日 2 次，每次飯前服 50 毫升。

〔功效〕益氣補元。

法7 雞冠花酒

〔適用〕本酒適於婦女白帶多者飲服。

〔配方〕白雞冠花 360 克，黃酒 2000 毫升。

□神奇藥酒療法　下篇各論

〔製法〕將上藥曬乾研粗末，入酒中浸泡，經5～7日，去渣即成。

〔用法〕每日1次，每次飲服30～50毫升。

〔功效〕止瀉止滯。

法8 地骨皮酒

〔適用〕本酒適於婦女帶下、風濕腰痛、小便頻數、混濁。

〔配方〕地骨皮180克，萆薢、杜仲各100克，白酒2000毫升。

〔製法〕分別對萆薢、杜仲炙後，共搗碎放於酒壇，倒入白酒，隔水煮沸後，取出冷涼，密封壇口，浸泡3日後即成。

〔用法〕每日3次，每次飲服20～30毫升。

〔功效〕利濕祛風，補肝益腎。

法9 芍藥黃芪酒

〔適用〕本酒適於婦女月經過多、赤白帶下者飲服。

〔配方〕白芍、黃芪、生地黃各200克，艾葉60克，白酒2000毫升。

〔製法〕將艾葉炒後，上藥共搗粗碎如麻豆大，以白紗布盛貯，置淨器中，以白酒浸泡，密封壇口，浸泡5日後即成。

〔用法〕每日3次，飯前飲服15～30毫升。

〔**功效**〕調經止帶。

三十四、不孕症

診斷要點

1.育齡婦女，配偶生殖功能正常，婚後同居兩年以上，未避孕而不孕，或者曾有孕育，以後兩年以上未避孕而不再懷孕者可診斷為不孕症。

2.除不孕外，排卵功能障礙所致者，伴月經紊亂、閉經等；輸卵管炎所致者，伴下腹痛、白帶多；子宮內膜異位所致者，伴痛經、月經量增多或經期延長；宮腔黏連所致者，伴週期性下腹痛而閉經或月經量少，免疫因素所致者，往往無伴隨症狀等。

藥酒療法

法1 **淫羊藿胡桃酒**

〔**適用**〕本酒適於腎陽虛衰、腎精不足所致的不孕、不育症患者飲服。

〔**配方**〕淫羊藿 125 克，胡桃肉、懷生地各 60 克，枸杞子、五加皮各 30 克，白酒 2500 毫克。

〔**製法**〕將上藥加工碎，放入酒壇內，倒入白酒，隔水加熱至藥片煮透，取出放涼，密封壇口，浸泡 15 日即成。

〔用法〕每日 2 次，每次飲服 10～15 毫升。

〔功效〕補腎陽，益精血。

法2 當歸遠志酒

〔適用〕本酒適於婦女經水不調、氣血不和所致不孕症或婦女一般血虛氣弱病症者飲用。

〔配方〕全當歸、遠志肉各 100 克，白酒 2500 毫升。

〔製法〕將上藥加工碎，裝入細紗布袋內，紮口放入酒壇中，倒入白酒，浸泡 7 日後即成。

〔用法〕每日 1 次，晚睡前飲服 20～30 毫升。

〔功效〕和氣血，調經水。

法3 仙靈脾補元酒

〔適用〕本酒適於腎虧所致的不孕症者飲服。

〔配方〕仙靈脾 200 克，蓯蓉、益母草、當歸、川芎、赤芍、烏藥各 60 克，白酒、甜酒各 1000 毫升。

〔製法〕將上藥搗碎，裝入紗布袋紮口，放於酒壇，倒入黃、白酒，密封壇口，浸泡 3～5 日即成。

〔用法〕早晚各 1 次，每次飲服 25 毫升。

〔功效〕益腎補元。

法4 巴戟天酒

〔適用〕本酒適於腎元虛寒所致的不孕症患者飲服。

〔配方〕巴戟天 200 克，當歸、黃芪、熟地、鹿

角、益母草各 60 克，白酒 2000 毫升。

〔製法〕將上藥加工搗碎，裝入紗布袋，放入酒壇，倒入白酒，密封壇口，浸泡 7 日即成。

〔用法〕每日 2 次，每次飲服 20 毫升。

〔功效〕溫腎、調經。

法5 巴戟二子酒

〔適用〕本酒適於腎虛所致的不孕症者飲服。

〔配方〕巴戟天、菟絲子、覆盆子各 75 克，黃酒 2500 毫升。

〔製法〕將上藥搗碎，放入酒壇內，倒入黃酒，浸泡 7 日即成。

〔用法〕每日 2 次，每次飲服 15～20 毫升。

〔功效〕補腎、調經。

法6 當歸茯神酒

〔適用〕本酒適於肝腎虧虛、精血不足所致的月經不調、婚後不孕者飲服。

〔配方〕全當歸、茯神、枸杞子、川牛膝、杜仲、桂圓肉、核桃肉、葡萄乾各 30 克，白灰酒 2500 毫升。

〔製法〕將上藥挫為粗末，裝入絹袋，懸於瓷壇內，注酒浸泡，密封壇口，隔水加熱 30 分鐘後，埋入土中，7 日後即成。

〔用法〕每日 2 次，早晚各飲服 10～15 毫升。

〔功效〕補肝腎，益精血。

法7 二根酒

〔適用〕本酒適於痛經及不孕症患者飲服。

〔配方〕茶樹根、凌霄花根各 120 克，黃酒 2500
毫升。

〔製法〕將上藥放入酒壇，倒入黃酒，隔水煮沸
15 分鐘，密封壇口，取出埋於土中，7 日後即成。

〔用法〕每月 1 次，月經淨後的第二天飲服，用雞
湯送下。

〔功效〕健脾補腎，溫經散寒，調經助孕。

法8 生地黃覆盆子酒

〔適用〕本酒適於素體虛弱、不耐風寒勞役或思慮
過度致氣血兩虧、半身不遂、手足痿痺或精元虛冷、久
而不孕或頻數流產者飲服。

〔配方〕生地黃 45 克，覆盆子、炒山藥、炒茨
實、茯神、柏子仁、沙苑子、山萸肉、肉蓯蓉、麥門
冬、牛膝各 15 克，鹿茸 25 克，龍眼肉、核桃肉各 10
克，白酒 3000 毫升。

〔製法〕將上藥加工成小片，與白酒共置入酒壇
中，倒入白酒，密封壇口，隔水煮沸煮透藥片，取出埋
入土中，5 日後即成。

〔用法〕每日 1 次，晚睡前服 15～50 毫升。

〔功效〕補精填髓，健身益壽。

三十五、不育症

診斷要點

1.男性不育症與男子性功能異常疾病有關,除少部分為器質性病變外,多屬功能性。

2.主要有遺精、早泄、陽痿、死精、精閉、精子數少且活動度低、液化時間長和不液化、全無精子、生殖器炎症等。

藥酒療法

法 1 補腎生精酒

〔適用〕本酒適於腎虛陽痿、精子減少、腰酸膝軟、四肢無力、耳鳴眼花、男性不育等症患者飲服。

〔配方〕淫羊藿 125 克,鎖陽、巴戟天、黃芪、熟地各 62 克,棗皮、制附片、肉桂、當歸各 22 克,肉蓯蓉 50 克,枸杞子、桑葚子、菟絲子各 34 克,韭子各 16 克,甘草 25 克,白酒 2500 毫升。

〔製法〕將上藥加工碎,裝入絹布袋,紮口放入酒壇中,倒入白酒,密封壇口,置陰涼處,浸泡 15 日後即成。

〔用法〕每日 3 次,兩次飯前就菜飲服 30～50 毫升。

〔功效〕補腎益精，滋陰壯陽。

法2 雄蠶蛾酒

〔適用〕本酒適於腎虛陽痿、早泄、滑精、男性不育、精液量少、精子活者少等症患者飲服。

〔配方〕雄蠶蛾 150 克，白酒 1000 毫升。

〔製法〕將雄蠶蛾放在熱鍋上焙乾，研末備用。

〔用法〕每日 2 次，每次空腹用白酒沖服雄蠶蛾末 3 克。連服 15 日。

〔功效〕興陽助性，益精液，活精子。

法3 固精酒

〔適用〕本酒適於肝腎精血不足所致的男子不育、頭暈腰酸等症者飲服。

〔配方〕枸杞子 60 克，當歸 30 克，熟地 90 克，白酒 1500 毫升。

〔製法〕將上藥加工碎，裝入紗布袋內，放入酒壇中，倒入白酒，密封壇口，每日搖晃 2 次，浸泡 15 日後即成。

〔用法〕每日 2 次，每次飲服 15～30 毫升。

〔功效〕滋陰補血。

法4 枸杞桂圓酒

〔適用〕本酒適於脾腎兩虛、面色萎黃、精神委靡、腰膝酸軟、陽痿早泄、精少不育等症患者飲服。

〔配方〕枸杞子、桂圓肉、核桃肉、白糖各 250

克，白酒 7000 毫升，黃酒 500 毫升。

〔製法〕將上藥放入酒罈內，倒入白、黃酒，密封罈口，埋入地下土中 20 日即成。

〔用法〕每日 2 次，每次飲服 50～100 毫升。

〔功效〕補腎健脾，養血脈，抗衰老。

法5　公雞殖酒

〔適用〕本酒適於男性不育症患者飲服。

〔配方〕鮮公雞殖 200 克，淫羊藿、夜交藤、仙茅、路路通、桂圓肉各 100 克，白酒 2500 毫升。

〔製法〕將上藥放入酒罈，倒入白酒，密封罈口，浸泡 30 日即成。

〔用法〕每日 3 次，每次飲服 20～30 毫升。60 日為 1 療程。

〔功效〕補腎強精

法6　茯苓棗肉酒

〔適用〕本酒適於氣血不足、頭暈耳鳴、視物昏花、腰膝酸軟、面色無華、精少不育、婦女月經不調等症患者飲服。

〔配方〕茯苓 100 克，大棗肉 50 克，胡桃仁 40 克，白蜜 600 克，炙黃芪、人參、白朮、當歸、川芎、炒白芍、生地黃、熟地黃、小茴香、枸杞子、覆盆子、陳皮、沉香、官桂、砂仁、甘草各 5 克，乳香、沒藥、五味子各 3 克，白酒 2000 毫升，黃酒 1000 毫升。

〔**製法**〕將白蜜入鍋熬滾，入乳香、沒藥攪勻，微火熬滾後倒入酒壇，再將其餘各味藥研為細末，放入酒壇，倒入白、黃酒，密封壇口，把酒壇置於鍋內，隔水煮 40 分鐘，取出埋於地下土中 3 日即成。

〔**用法**〕每日 2 次，每次 15～20 毫升。

〔**功效**〕補元調經，填髓補精，壯筋骨，明耳目，悅顏色。

法7 養精酒

〔**適用**〕本酒適於血虛不育症者飲服。

〔**配方**〕白芍、核桃肉各 60 克，熟地黃、全當歸、山萸肉、遠志肉、紫河車各 50 克，甘杞子、菟絲子各 30 克，五味子、香附各 20 克，丹參 15 克，酸石榴子、炙甘草、炒棗仁、炒麥芽、炒谷芽各 10 克，白酒 4000 毫升，黃酒 1000 毫升，白蜜 300 毫升。

〔**製法**〕上藥共研細末，與白蜜共入酒壇和勻，倒入白、黃酒，密封壇口，浸泡 15 日即成。

〔**用法**〕每日 2 次，每次飲服 20～30 毫升。

〔**功效**〕養血養精，調補肝腎。

三十六、產後病

診斷要點

1.因分娩失血及疲勞，導致產婦氣血受損，正氣虛弱。

2.產後眩暈、腹痛、關節痛、腰背痛等。

藥酒療法

法1 糯米甜酒

〔適用〕本酒適於產後虛弱、面色不華、自汗，或平素體質虛弱、頭目眩暈、面色萎黃、少氣乏力及中虛胃病、便溏等症患者飲服。

〔配方〕糯米 4000 克，冰糖 500 克，黃酒 2000 毫升，曲適量。

〔製法〕將糯米蒸成乾飯，取出攤開降溫，當涼至 40～50℃時，撒上曲粉，裝入酒壇，密封壇口，置於溫暖處，5 日後加入黃酒及冰糖，再密封壇口，放置 3 日即成。

〔用法〕每日 1 次，每次飲服 50～200 毫升。

〔功效〕溫中益氣，補氣養顏。

法2 當歸熟地酒

〔適用〕本酒適於產後血崩、腹痛患者飲服。

〔配方〕熟地黃、當歸片各 250 克，黃酒 2500 毫升。

〔製法〕將上藥搗碎，放入酒壇，倒入黃酒，隔水煮沸，密封壇口，取出埋入土中，3 日即成。

〔用法〕每日 3 次，每次溫服 20 毫升。

〔功效〕補血，止血。

法3 地榆菖蒲酒

〔適用〕本酒適於產後血崩者飲服。

〔配方〕菖蒲 100 克，地榆 250 克，當歸 200 克，黃酒 2500 毫升。

〔製法〕上藥放入酒壇，倒入黃酒，密封壇口，隔水煮沸，取出埋入土中，5 日後即成。

〔用法〕每日 3 次，每次飯前溫服 10～20 毫升。

〔功效〕止血。

法4 劉寄奴酒

〔適用〕本酒適於婦女產後瘀阻血滯者飲服。

〔配方〕劉寄奴 120 克，甘草 120 克，黃酒 2500 毫升。

〔製法〕將上藥放入酒壇，倒入黃酒，隔水煮沸，取出埋入土中，5 日即成。

〔用法〕每日 1～2 次，每次飲服 20～30 毫升。

〔功效〕破血通經，散瘀止痛。

法 5 獨活酒

〔**適用**〕本酒適於產後外感風濕之邪、關節疼痛、下肢酸重、風濕性關節炎等症患者飲服。

〔**配方**〕獨活 300 克，肉桂 45 克，秦艽 70 克，白酒 2000 毫升。

〔**製法**〕將上藥加工碎，裝入紗布袋內，紮口，放入酒壇，倒入白酒，密封壇口，浸泡 10 日後即成。

〔**用法**〕每日 3 次，每次飲服 15～30 毫升。

〔**功效**〕袪風，勝濕，通絡。

法 6 獨活大豆酒

〔**適用**〕本酒適於產後血虛、痛風口噤者飲用。

〔**配方**〕獨活 60 克，大豆 500 克，當歸 10 克，白酒 1000 毫升。

〔**製法**〕將獨活去蘆頭後，先將獨活、當歸搗碎，置於酒壇，倒入白酒浸泡，3 日後，將大豆炒至出青烟，放入酒中，密封壇口，再浸泡 7 日後即成。

〔**用法**〕每日 3 次，每次飲服 15～30 毫升。

〔**功效**〕袪風補血。

法 7 獨活人參酒

〔**適用**〕本酒適於產後痛風、體熱頭痛、困乏多汗者飲服。

〔**配方**〕獨活 45 克，白蘚皮 15 克，羌活 30 克，人參 20 克，酒適量。

□ 神奇藥酒療法　下篇各論

〔製法〕將獨活、羌活分別去蘆頭，上4味藥搗碎備用。

〔用法〕每用10克藥末，同水7份、酒3份，煎至7份，去渣溫服，每日2～3次。

〔功效〕祛風解痙，補虛清熱。

法8 黑豆僵蠶酒

〔適用〕本酒適於產後痛風諸病患者飲服。

〔配方〕黑豆、僵蠶各250克，白酒1000毫升。

〔製法〕將黑豆炒焦，以酒淋之，絞去渣，貯於酒壇中，放入僵蠶，浸泡7日後即成。

〔用法〕每日3次，每次溫飲40～50毫升。

〔功效〕祛風。

法9 寄生黑豆酒

〔適用〕本酒適於產後痛風、腰背疼痛、口噤等症者飲服。

〔配方〕黑豆250克，桑寄生200克，白酒1500毫升。

〔製法〕將桑寄生研碎，置於酒壇中，將黑豆炒香也放入酒壇中，倒入白酒，密封壇口，浸泡7日後即成。

〔用法〕每日3次，每次溫服10～30毫升。

〔功效〕解痙鎮痛。

法 10 歸羽酒

〔適用〕本酒適於婦女產後血運欲絕、敗血不散、臍腹疼痛等症患者飲服。

〔配方〕當歸 160 克，鬼箭羽 120 克，白酒 2500 毫升。

〔製法〕將上藥搗碎，裝入紗布袋內，紮口懸於酒壇中，倒入白酒，文火煮沸 15 分鐘之後，取下待冷密封壇口，置於陰冷處，浸泡 3 日後即成。

〔用法〕每日 2 次，每次空腹溫服 15～20 毫升。

〔功效〕補血和血，去瘀止痛。

三十七、產後缺乳

診斷要點

1. 產後乳汁甚少或全無。

2. 面色少華，倦怠乏力，食少便溏，頭暈心悸，乳房柔軟無脹感；或者胸肋脹悶、食慾減退、微熱，乳房脹硬、疼痛。

藥酒療法

法 1 王不留行酒

〔適用〕本酒適於產後乳汁不下者飲服。

〔配方〕王不留行 10 克，天花粉 10 克，當歸 7

克，穿山甲5克，甘草10克，黃酒適量。

〔製法〕將穿山甲炙黃，上5味藥共為細末備用。

〔用法〕取上藥7克，同黃酒2杯煎取1杯，待溫服下，每日2次。

〔功效〕和血通經。

法2 絲瓜絡酒

〔適用〕本酒適於急性乳腺炎、乳汁不通等症患者飲服。

〔配方〕絲瓜絡20克，白酒40克。

〔製法〕將絲瓜絡放入碗中，點火燃燒成炭粉末，加入白酒攪勻即成。

〔用法〕1次服下，如不癒可再按原量服1次。

〔功效〕通經活絡，清熱解毒。

法3 公英酒

〔適用〕本酒適於急性乳腺炎、乳房局部紅腫而痛、乳汁不通、微有惡塞、發熱等症患者飲服。

〔配方〕蒲公英80克，白酒1000毫升。

〔製法〕將蒲公英洗淨、切碎，放入酒壇中，倒入白酒，密封壇口，浸泡7日，過濾去渣即成。

〔用法〕每日3次，每次飲服20～30毫升。

〔功效〕清熱解毒，消癰散結。

法4 地錦草酒

〔適用〕本酒適於產後乳少者飲服。

〔配方〕地錦草 50 克，黃酒 500 毫升。

〔製法〕將地錦草同黃酒放入砂鍋，煎沸 15 分鐘，待冷後裝入廣口瓶內，密封瓶口，置於陰涼處，3 日後即成。

〔用法〕每日 2 次，每次飲服 10～20 毫升。

〔功效〕清熱涼血，解毒消腫。

三十八、半身不遂

診斷要點

1. 有中風病史。

2. 半身肢體功能障礙，不能隨意活動，感覺減弱或伴有口歪眼斜、舌頭發硬、語言不利。

藥酒療法

法1 歸芍酒

〔適用〕本酒適於癱瘓、腿痛、手足麻癢、不能移動者飲服。

〔配方〕當歸、白芍、生地、牛膝、秦艽、木瓜、黃柏、杜仲、防風、白芷、陳皮各 500 克，川芎、羌活、獨活各 35 克，檳榔 25 克，肉桂、炙甘草各 18 克，油松節 25 克，白酒 2500 毫升。

〔製法〕將白芍炒過，黃柏鹽炒，杜仲薑炒，上藥

搗碎入紗布袋放入酒壇中，倒入白酒隔水煮沸 30 分鐘，去渣密封壇口，放置 3 日後即成。

〔用法〕每日 2 次，每次飲服 20～30 毫升。

〔功效〕祛風活血，止痛補腎。

法2 ㉿㉿㉿ 櫻桃酒

〔適用〕本酒適於肢體癱瘓或肢體麻木及風濕性關節疼痛、凍瘡等患者飲服。

〔配方〕鮮櫻桃 500 克，白酒 2500 毫升。

〔製法〕將櫻桃去雜質，洗淨，放入壇中，倒入白酒，密封壇口，每日搖晃 1 次，浸泡 20 日即成。

〔用法〕每日 2 次，每次飲服 30～50 毫升。

〔功效〕益氣，祛風濕。

法3 黑豆丹參酒

〔適用〕本酒適於因中風手足不遂者飲服。

〔配方〕黑豆 245 克，丹參 150 克，黃酒 2000 毫升。

〔製法〕將黑豆與丹參研碎，放入酒壇，倒入黃酒，密封壇口，隔水煮沸 30 分鐘，過濾去渣即成。

〔用法〕每日 3 次，每次飲服 20～30 毫升。

〔功效〕活血祛瘀，利濕除痺。

法4 黃芪烏蛇酒

〔適用〕本酒適於半身不遂或肌肉消瘦、肢體麻木、半身偏枯等症患者飲服。

〔配方〕炙黃芪 60 克，烏蛇肉 90 克，當歸 40 克，桂枝 30 克，白芍 25 克，白酒 3000 毫升。

〔製法〕將上藥切碎，放入酒壇中，倒入白酒，密封，隔水煮 1 小時，再埋入地下土中，7 日後即成。

〔用法〕每日 3 次，每次飲服 15～30 毫升。

〔功效〕補氣活血，祛風通絡。

法5 補血壯骨酒

〔適用〕本酒適於肢體麻木、癱瘓、風濕痺痛、跌仆損傷等症患者飲服。

〔配方〕淫羊藿、巴戟天、雞血藤各 150 克，白酒 2500 毫升。

〔製法〕將上藥搗碎，浸泡於白酒中，20 日後即成。

〔用法〕每日 2 次，每次飲服 15～30 毫升。

〔功效〕補腎強筋，活血通絡。

法6 桃仁龍眼酒

〔適用〕本酒適於精血虧損、肝腎不足的中風後半身不遂、身體虛弱之風濕筋骨痛、肢體麻木等症患者飲服。

〔配方〕核桃仁、龍眼肉各 100 克，懷牛膝、杜仲各 15 克，豨薟草、白朮、川芎、白芍、茯苓、丹皮各 12.5 克，枸杞子、首烏、熟地各 25 克，砂仁、烏藥各 7.5 克，白酒 4000 毫升。

〔製法〕將上藥加工碎，裝入紗布袋，紮口放入酒壇，倒入白酒，隔水煮沸 1 小時，密封壇口，埋入地下土中 10 日後即成。

〔用法〕每日 3 次，每次 15～30 毫升。

〔功效〕養肝腎，補氣血，強筋腎。

法7 石楠防風酒

〔適用〕本酒適於半身不遂、筋脈拘攣、肢體疼痛、腰脊不能俯仰、肚腹冷痛等症患者飲服。

〔配方〕獨活、石楠各 60 克，防風 45 克，茵芋、制附子、制川烏、肉桂各 27 克，牛膝 18 克，白酒 2000 毫升。

〔製法〕將川烏頭炮裂去皮臍，上 8 味共搗碎，置入酒壇內，倒入白酒，密封壇口，浸泡 7 日即成。

〔用法〕每日 2 次，每次飲服 10～15 毫升。

〔功效〕溫中止痛，除風濕，活血脈，壯筋骨。

法8 靈仙蒼朮酒

〔適用〕本酒適於中風後遺症、半身不遂等症患者飲服。

〔配方〕威靈仙、蒼朮、懷牛膝、桂枝、木通各 30 克，黃酒 2500 毫升。

〔製法〕將上藥加工碎，放入酒壇，倒入黃酒，密封壇口，浸泡 7 日即成。

〔用法〕每日 2 次，每次飲服 15 毫升。

〔功效〕祛風除濕，溫通活絡。

法9 獨活牛膝酒

〔適用〕本酒適用於中風半身不遂、骨節疼痛等症患者飲用。

〔配方〕獨活、牛膝、肉桂、防風、制附子各 30 克，大麻仁、川椒各 50 克，白酒 1500 毫升。

〔製法〕將大麻仁炒香，川椒去目及閉口者炒出汗，上 7 味藥搗細，用淨瓶盛之，以白酒浸泡，密封瓶口，3 日後去渣即成。

〔用法〕每日 2 次，每次溫飲 15～20 毫升。

〔功效〕溫經和血，除濕止痛。

三十九、視力模糊

診斷要點

1.多因肝腎兩虛、心榮不足、精微不化、目失所養所致。

2.眼外觀端好，視力漸降，視野缺損。

3.兼見頭暈耳鳴、腰膝酸軟、失眠健忘，乏力倦怠。

藥酒療法

法1 門冬黃精酒

　　〔適用〕本酒適於鬚髮早白、視物昏花、風濕痺證、四肢麻木、腰膝酸痛等症患者飲服。

　　〔配方〕天門冬 50 克，黃精、蒼朮各 60 克，松葉、枸杞子各 80 克，白酒 2500 毫升。

　　〔製法〕將黃精、天門冬、蒼朮切成 1 公分大小的藥片，松葉切成大米粒長，與枸杞子、白酒共放入酒壇內，密封，浸泡 15 日後濾渣即成。

　　〔用法〕每日 2 次，每次飲服 20 毫升。

　　〔功效〕滋養肺腎，補精填髓。

法2　菊花明目酒

　　〔適用〕本酒適於陰血不足、肝脈失養所致的頭暈目眩、視物模糊、身疲力倦、多夢等症患者飲服。

　　〔配方〕菊花、枸杞子各 50 克，當歸、熟地各 25 克，白酒 2500 毫升。

　　〔製法〕將上藥放入酒壇，倒入白酒，密封壇口，浸泡 10 日後即成。

　　〔用法〕每日 2 次，每次飲服 10～15 毫升。

　　〔功效〕清頭明目。

法3　枸杞地骨皮蜜酒

　　〔適用〕本酒適於中老年視力模糊、腰膝酸軟等症患者飲服。

　　〔配方〕地骨皮 30 克，枸杞子、蜂蜜各 150 克，白酒 1500 毫升。

〔製法〕將枸杞子揀去雜質，與地骨皮、蜂蜜同放入酒壇，倒入白酒，密封壇口，浸泡 30 日即成。

〔用法〕每日 2 次，每次飲服 10～15 毫升。

〔功效〕滋補肝腎，清熱明目。

法4 蓯蓉枸杞酒

〔適用〕本酒適於肝腎虧損的視物模糊、腰背酸痛、足膝無力、頭暈目眩等症患者飲服。

〔配方〕肉蓯蓉 125 克，枸杞子、巴戟天、滁菊花各 65 克，糯米 1250 克，酒曲適量。

〔製法〕將酒曲研末備用，將上藥放入砂鍋中加水煎至 3000 克待冷，將糯米蒸成乾飯，倒入酒壇待冷，再將藥汁倒入壇內，加入酒曲攪勻，密封壇口，置保溫處，經 14 日後去渣即成。

〔用法〕每日 2 次，每次空腹飲服 15～30 毫升。

〔功效〕補腎養肝，益精血，健筋骨，明目，養身，益壽。

法5 怡神酒

〔適用〕本酒適於頭暈耳鳴、視物昏花、精神不振、飲食減少、全身乏力等症患者飲用。

〔配方〕糯米糖、綠豆各 2500 克，木香 15 克，白酒 2500 毫升。

〔製法〕將上藥放入酒壇中，倒入白酒，密封壇口，浸泡 15 日即成。

〔用法〕每日 2 次，每次飲服 15～30 毫升。

〔功效〕補精益神。

四十、鬚髮早白

（診斷要點）

1. 未老鬚髮早白、髮枯焦而稀疏、甚至脫髮、斑禿、禿頂等。

2. 多由腎陰肝血不足、血氣不榮、鬚髮失養所致。

（藥酒療法）

法 1 首烏黑豆酒

〔適用〕本酒適於脫髮、白髮者飲服。

〔配方〕制首烏 90 克，生地黃、熟地黃、天門冬、麥門冬各 45 克，枸杞子、牛膝、女貞子、當歸各 30 克，黑豆 60 克，白酒 2500 毫升。

〔製法〕將上藥搗碎，裝入紗袋紮口，放入酒壇中，倒入白酒，密封壇口，浸泡 15 日後過濾去渣即成。

〔用法〕每日 2～3 次，每次飲服 15～30 毫升。

〔功效〕補肝益腎，生髮烏髮。

法 2 烏髮益壽酒

〔適用〕本酒適於肝腎不足所致鬚髮早白、頭暈目

眩、腰膝酸困、耳鳴等症患者飲服。

〔配方〕女貞子 80 克，旱蓮草、黑桑椹各 60 克，黃酒 1500 毫升。

〔製法〕將女貞子、旱蓮草加工粗碎，桑葚微搗爛，然後裝入紗布袋內紮口，放入酒壇內，倒入黃酒，加蓋密封壇口，置陰涼處，每日搖晃 2 次，浸泡 15 日即成。

〔用法〕每日 2 次，每次空腹溫飲 20～30 毫升。

〔功效〕滋肝腎，清虛熱，烏髮益壽。

法3 烏鬚酒

〔適用〕本酒適於精血不足、陰虧氣弱所致的鬚髮早白、腰膝酸軟、頭眩耳鳴、易於疲倦、面色少華等症者飲服。

〔配方〕赤白、何首烏各 250 克，生地、生薑汁各 60 克，紅棗肉、胡桃肉、蓮肉、白蜜各 45 克，當歸、枸杞子各 30 克，麥冬 15 克，黃酒 3500 毫升。

〔製法〕將上藥加工碎，盛入紗布袋紮口，放入酒壇，倒入黃酒，密封壇口，置陰涼處，每日搖晃 1 次，浸泡 15 日後即成。

〔用法〕每日 2 次，每次飲服 15～20 毫升。

〔功效〕補精益血，烏鬚黑髮，延年益壽。

法4 胡麻酒

〔適用〕本酒適於肝腎精血不足的眩暈、鬚髮早

白、腰膝酸軟、步履艱難、腸燥便秘等症者飲服。

〔配方〕胡麻仁 280 克，黃酒 2000 毫升。

〔製法〕將胡麻除去雜質，淘洗乾淨，微炒香，置瓷器內搗爛成泥，再將黃酒倒入壇內，同藥泥攪勻，密封壇口，置陰涼處，每日搖晃 2 次，經 10 日後即成。

〔用法〕每日 2 次，每次飲服 15～20 毫升。

〔功效〕補肝腎，潤五臟。

法5 常春酒

〔適用〕本酒適於鬚髮早白、身體瘦弱、腹中冷痛、婦女閉經等症患者飲服。

〔配方〕常春果、枸杞子各 200 克，白酒 1500 毫升。

〔製法〕將上藥加工碎，盛入紗布袋內，置於酒壇中，倒入白酒，密封壇口，浸泡 10 日即成。

〔用法〕每日 3 次，每次飲服 20～40 毫升。

〔功效〕烏鬚髮，悅顏色，強腰膝，久服健身。

法6 黃精酒

〔適用〕本酒適於髮枯變白、肌膚乾燥易癢、心煩急躁而少眠等症患者飲服。

〔配方〕黃精 100 克，白酒 2500 毫升。

〔製法〕將黃精洗淨切片，裝入紗布袋內，紮口，放入酒壇，倒入白酒，浸泡 30 日即成。

〔用法〕每日 3 次，每次飲服 15～20 毫升。

〔功效〕益脾祛濕，烏髮，潤血燥。

法7 地黃年青酒

〔適用〕本酒適於肝腎虧損所致鬚髮早白、視聽下降、未老先衰等症患者飲服。

〔配方〕熟地黃 50 克，萬年青 75 克，黑桑葚 60 克，黑芝麻 30 克，淮山藥 100 克，南燭子、花椒各 15 克，白果 7.5 克，白酒 1000 毫升。

〔製法〕將上藥共搗碎，盛入紗布袋內，放入酒壇，倒入白酒，浸泡 10 日後即成。

〔用法〕每日 2 次，每次空腹溫飲 20 毫升。

〔功效〕補肝腎，烏鬚髮，久服聰耳，明目。

法8 固本地黃酒

〔適用〕本酒適於陰陽兩虛、氣弱精虧、鬚髮早白、未老先衰等症患者飲服。

〔配方〕生地黃、熟地黃、天門冬、麥冬、白茯苓、人參各 60 克，白酒 2000 毫升。

〔製法〕上藥共加工碎，放入酒壇內，倒入白酒，浸泡 3 日後，再隔水煮沸 30 分鐘，即成。

〔用法〕每日 3 次，每次空腹飲服 15～30 毫升。

〔功效〕補虛烏髮，悅容顏。

法9 熟地枸杞沉香酒

〔適用〕本酒適於肝腎陰虛所致脫髮、白髮、健忘、不孕等病症患者飲服。

〔配方〕熟地、枸杞子各 120 克，沉香 12 克，白酒 2000 毫升。

〔製法〕將上藥加工碎，放入酒壇，倒入白酒，密封壇口，置於陰涼處，經常搖動，浸泡 10 日後過濾去渣即成。

〔用法〕每日 3 次，每次飲服 10～15 毫升。

〔功效〕補益肝腎。

法10 康壯酒

〔適用〕本酒適於肝腎不足而致鬚髮早白、神疲力乏、腰膝軟弱等症患者飲服。

〔配方〕枸杞子、炒陳皮、甘菊花、熟地黃各 45 克，肉蓯蓉 36 克，白酒 1500 毫升。

〔製法〕將上藥搗碎為粗末，用夏白布袋盛之，放入酒壇中，注入白酒，密封壇口，浸泡 15 日後即成。

〔用法〕每日 3 次，空腹溫服，每次飲服 15～20 毫升。

〔功效〕滋補肝腎。

四十一、面部色斑

診斷要點

1. 面部皮膚色素沉著，出現黃黑色或褐色斑塊。

2. 形狀大小不一，枯暗無光澤，境界清楚，不高

出皮膚。

藥酒療法

法1　桃花白芷酒

〔適用〕本酒適於面色晦暗、黑斑、黃褐斑者飲服。

〔配方〕桃花 500 克，白芷 60 克，白酒 2000 毫升。

〔製法〕採摘花苞及初放不久的桃花，放入酒壇，倒入白酒，密封壇口，浸泡 30 日後即成。

〔用法〕每日 2 次，每次飲服 15～30 毫升。同時倒少許於掌中，兩手對擦後來回擦臉部患處。

〔功效〕活血通絡，潤膚祛斑。

法2　駐顏酒

〔適用〕本酒適於皮膚色素沉著，皮膚老化、面部痤瘡等患者飲服。

〔配方〕柚子 5 個，地黃、當歸、芍藥各 40 克，蜂蜜 50 毫升，白酒 4000 毫升。

〔製法〕將柚子洗淨，拭乾，切成 2～3 公分的大塊，同上藥放入酒壇內，倒入白酒，密封壇口 90 天，去渣即成。

〔用法〕每日 1 次，每次飲服 20～30 毫升。

〔功效〕養血駐顏。

法3 紅顏酒

〔適用〕本酒適於面色憔悴、未老先衰、皮膚粗糙等症患者飲服。

〔配方〕核桃仁、小紅棗各80克,甜杏仁、酥酒各50克,白蜜140毫升,白酒2500毫升。

〔製法〕將核桃仁、紅棗搗碎,杏仁泡去皮尖,煮4～5沸,曬乾後搗碎,以蜜、酥酒溶開入酒中,隨後將3味藥入酒內,浸7日即成。

〔用法〕每日2次,每次飲服10～20毫升。

〔功效〕滋補肺腎,補益脾胃,滑潤肌膚,悅澤容顏。

法4 歸元仙酒

〔適用〕本酒適於皮膚老化、黑色素沉著者飲服。

〔配方〕當歸、龍眼肉各45克,白酒2500毫升。

〔製法〕將上藥放入酒壇中,倒入白酒,密封壇口,浸泡10日後即成。

〔用法〕每日1次,臨睡前飲服15～20毫升。

〔功效〕養血益顏。

法5 檳榔露酒

〔適用〕本酒適於氣鬱型黃褐斑及平素胸悶肋痛、情志抑鬱、食慾不振、月經不調等症患者飲用。

〔配方〕檳榔、橘皮各35克,青皮、玫瑰花各15克,砂仁8克,冰糖適量,黃酒2500毫升。

〔**製法**〕將諸藥製成粗末，裝入紗布袋內，與黃酒共置入酒壇中，文火煮 30 分鐘，加入少量冰糖，取出藥袋，密封 3 日後即成。

〔**用法**〕每日 2 次，每次飲服 20 毫升。

〔**功效**〕疏肝解鬱。

法6 白鴿煮酒

〔**適用**〕本酒適於氣血大虧、面目暗黑、容顏憔悴、肌膚粗糙、肌肉消瘦、骨蒸潮熱的乾血癆等症者飲服。

〔**配方**〕白鴿 2 隻，血竭 60 克，白酒 2000 毫升。

〔**製法**〕將白鴿去皮，洗淨，去腸。將血竭納入白鴿腹中，用針線縫合，用白酒煮沸 30 分鐘，候冷即成。

〔**用法**〕鴿肉分 2 次食用。酒每日 2 次，每次飲服 10 毫升。

〔**功效**〕活血行瘀，補血益顏。

法7 龍眼枸杞酒

〔**適用**〕適於美容健身者飲服。

〔**配方**〕龍眼肉 250 克，枸杞子 120 克，當歸、菊花各 30 克，白酒 3500 毫升。

〔**製法**〕將白酒放入潔淨的壇中，將上述 4 味藥放入紗布袋內紮好口，放入酒中，密封壇口，浸泡 30 日即成。

〔用法〕每日 2 次，每次飲服 10～15 毫升。

〔功效〕養血潤膚，滋肝補腎。

法 8 甘菊麥冬酒

〔適用〕本酒適於精血不足、身體衰弱、容顏無華、毛髮憔悴等症者飲服。

〔配方〕甘菊花、麥冬、枸杞子、焦白朮、熟地、石菖蒲、遠志各 30 克，茯苓 35 克，人參 15 克，肉桂 12 克，何首烏 25 克，白酒 1800 毫升。

〔製法〕將上藥共搗碎，裝入絹袋或細紗布袋，紮緊口放入壇中，倒入白酒，密封壇口，浸泡 10 日後即成。

〔用法〕每日 2 次，每次飲服 10～15 毫升。飲用時，忌食蘿蔔、萊菔子、生蔥、大蒜。

〔功效〕補益精血。

法 9 葡萄酒

〔適用〕本酒適於氣血不足、脾腎虛損所致的脾虛氣弱、津液不足、肌膚粗糙、容顏無華等症患者飲服。

〔配方〕葡萄乾 250 克，酒曲適量，糯米 1250 克。

〔製法〕將葡萄乾與酒曲共研細末，煮糯米令熟，待冷後入酒曲，與葡萄乾末加水 10000 毫升，攪勻，入壇封口，10 日即釀成。

〔用法〕每日 3 次，每次飲服 20～30 毫升。

〔功效〕補脾腎，益氣血，駐顏色。

法 10　人參美容酒

〔適用〕本酒適於容顏憔悴、面色不華、身體羸弱、皮膚毛髮乾燥、甚則鬚髮枯槁者飲服。

〔配方〕人參、當歸、玉竹、黃精、制首烏、枸杞子各 30 克，黃酒 1500 毫升。

〔製法〕將上藥加工碎，放入酒罈中，倒入黃酒，密封浸泡 10 日即成。

〔用法〕每日 2 次，每次飲服 20 毫升。

〔功效〕潤膚烏髮，健身益壽。

法 11　青核桃酒

〔適用〕本酒適於容顏憔悴、面色不華、身體衰弱者飲服。

〔配方〕青核桃 1000 克，蜂蜜 150 毫升，白酒 1800 毫升。

〔製法〕將青核桃用刀叉破皮，同蜂蜜共放入罈內，倒入白酒，浸泡 30～60 日後過濾去渣即成。

〔用法〕每日 2 次，每次飲服 15～30 毫升。

〔功效〕滋潤皮膚，健胃補血。

法 12　櫻桃酒

〔適用〕本酒適於面色無華、軟弱無力、關節麻木等症患者飲服。

〔配方〕櫻桃 1000 克，蜂蜜 100 毫升，白酒 1800

□神奇藥酒療法　下篇各論

毫升。

〔製法〕將櫻桃、蜂蜜一同放入酒壇，倒入白酒，密封壇口，浸泡 10 日後即成。

〔用法〕每日 3 次，每次飲服 15～30 毫升。

〔功效〕滋潤皮膚，益氣，祛風濕。

四十二、風濕性關節炎

診斷要點

1. 急性風濕性關節炎發燒及膝、肘、踝、腕等大關節紅、腫、熱、痛，多為對稱游走性。常在關節附近出現皮下結節，環形紅斑。

2. 慢性風濕性關節炎，只有各大關節呈現游走性或固定性的疼痛，陰雨天或受涼疼痛加重。

藥酒療法

法1 竹黃酒

〔適用〕本酒適於風濕性關節炎、坐骨神經痛、跌打損傷、虛寒性胃痛等症患者飲服。

〔配方〕竹黃 250 克，白酒 2500 毫升。

〔製法〕將竹黃放入酒壇中，倒入白酒，密封壇口，浸泡 10 日後即成。

〔用法〕每日 2 次，每次飲服 15～20 毫升。

〔功效〕祛風通絡，溫中止痛。

法2 三藤酒

〔適用〕本酒適於風濕性關節炎及關節疼痛等症患者飲服。

〔配方〕絡石藤、海風藤、雞血藤、桑寄生各45克，木瓜30克，五加皮15克，白酒1500毫升。

〔製法〕將上藥切薄片，裝入紗布袋內紮口，放入酒壇內，倒入白酒，密封壇口，置陰涼處，浸泡20日後即成。

〔用法〕每日2次，每次飲服15～25毫升。

〔功效〕祛濕舒筋通絡。

法3 海風藤酒

〔適用〕本酒適於風濕性關節炎、麻痺、筋骨疼痛，亦用於支氣管哮喘、支氣管炎等症患者飲服。

〔配方〕海風藤、追地風各150克，白酒2500毫升。

〔製法〕將上藥搗碎，放入酒壇中，倒入白酒，密封壇口，置於陰涼處，每天搖晃2次，浸泡15日後即成。

〔用法〕每日2次，每次飲服10毫升。

〔功效〕祛風利濕，通絡止痛。

法4 威靈仙酒

〔適用〕本酒適於慢性風濕性關節炎等症患者飲

服。

〔配方〕威靈仙 800 克，黃酒 2400 毫升。

〔製法〕將威靈仙搗碎放入酒壇中，倒入黃酒，密封壇口，置陰涼處，經常搖晃，浸泡 30 日後即成。

〔用法〕每日 2 次，每次飲服 15 毫升。

法5 鳳仙花酒

〔適用〕本酒適於慢性風濕性關節炎、腰痛等症患者飲服。

〔配方〕鳳仙花 600 克，黃酒 1800 毫升。

〔製法〕將鳳仙花焙乾研末，放入酒壇內，倒入黃酒，密封壇口浸泡 5 日後即成。

〔用法〕每日 2 次，每次飲服 15 毫升。飲前搖勻。

〔功效〕通經活絡，活血消腫。

法6 通絡酒

〔適用〕本酒適於風濕性關節炎患者飲服。

〔配方〕威靈仙 60 克，木瓜 18 克，當歸、雞血藤、桑枝、烏梢蛇各 30 克，白酒 2000 毫升。

〔製法〕將上藥放入酒壇，倒入白酒，密封壇口，浸泡 10 日後即成。

〔用法〕每日 2 次，每次 15～20 毫升。

〔功效〕通經活絡，活血消腫，祛濕止痛。

四十三、類風濕性關節炎

診斷要點

1. 多見成人。
2. 關節及其周圍組織發炎腫脹，常常對稱發病。
3. 晚期常會引起關節畸形或關節強直。

藥酒療法

法1 桑枝酒

〔適用〕本酒適於肢體關節疼痛、痛處焮紅灼熱、腫脹疼痛劇烈的熱型類風濕性關節炎患者飲服。

〔配方〕桑枝、黑豆、薏苡仁、十大功勞、銀花、五加皮、木瓜、黃柏、蠶沙、松仁各 30 克，白酒 3000 毫升。

〔製法〕將上藥搗爛，裝入紗布袋紮口，放入酒壇內，倒入白酒，密封壇口浸泡 10 日後即成。

〔用法〕每日 3 次，每次飲服 30～50 毫升。

〔功效〕祛風除濕，清熱通絡。

法2 獨活杜仲酒

〔適用〕本酒適於寒型類風濕性關節炎患者飲服。

〔配方〕獨活、川芎、熟地各 9 克，炒杜仲、當歸各 18 克，丹參 20 克，黃酒 2000 毫升。

〔製法〕將上藥加工碎，裝入紗布袋內，紮口放入酒罈內，倒入黃酒，密封罈口，浸泡 7 日後即成。

〔用法〕每日 2 次，每次溫服 20 毫升。

〔功效〕祛風、散寒、利濕。

法3 伸筋草酒

〔適用〕本酒適於關節疼痛、肌膚麻木的寒型類風濕性關節炎者飲服。

〔配方〕伸筋草 75 克，白酒 2500 毫升。

〔製法〕將上藥加工碎放入酒罈內，倒入白酒，密封罈口，浸泡 10 日後即成。

〔用法〕每日 2 次，每次飲服 15～20 毫升。

〔功效〕散寒除濕，舒筋通絡。

法4 松節酒

〔適用〕本酒適於寒型類風濕性關節炎患者飲服。

〔配方〕松節 150 克，白酒 2500 毫升。

〔製法〕將松節加工碎，放入酒罈，倒入白酒，密封罈口，置於陰涼處，浸泡 10 日後即成。

〔用法〕每日 2 次，每次飲服 15～20 毫升。

〔功效〕祛風，燥濕，散寒，活絡。

法5 五加皮酒

〔適用〕本酒適於寒型類風濕性關節炎患者飲服。

〔配方〕五加皮 250 克，白酒 2500 毫升。

〔製法〕將五加皮切碎，放入酒罈，倒入白酒，密

封壇口，浸泡 10 日後即成。

〔**用法**〕每日 2 次，每次飲服 10～15 毫升。

〔**功效**〕祛風濕，強筋骨。

法6 ⓅⓉ ⓀⓌ Ⓘ 酒

〔**適用**〕本酒適於風濕痺痛，屬風邪偏重，症見筋骨、肌肉、關節疼痛、游走不定、痛處腫脹、關節屈伸不利以及肢體麻木等患者飲服。

〔**配方**〕丁公藤 240 克，麻黃 40 克，桂枝、威靈仙、白芷、青蒿子各 20 克，小茴香、防己、羌活、獨活、五加皮各 15 克，當歸尾、川芎、建梔子各 12.5克，白酒 2375 毫升。

〔**製法**〕將上藥蒸透，放入酒壇內，倒入白酒，密封壇口，浸泡 5 日後即成。

〔**用法**〕每日 2 次，每次飲服 15～20 毫升。

〔**功效**〕祛風濕，止痺痛。

法7 Ⓛ Ⓜ Ⓝ 酒

〔**適用**〕本酒適於風濕痺痛、拘攣麻木、跌打損傷等症患者飲服。

〔**配方**〕老鸛草 250 克，白酒 2500 毫升。

〔**製法**〕將上藥加工碎，放入酒壇中，倒入白酒，加蓋密封，置陰涼處，經常振搖，浸泡 15 日即成。

〔**用法**〕每日 2 次，每次飲服 15～20 毫升。

〔**功效**〕祛風除濕，活血通絡。

法8 青風藤酒

〔適用〕本酒適於類風濕性關節炎、風濕痺痛，麻木瘙癢等症患者飲服。

〔配方〕青風藤 45 克，白酒 2500 毫升。

〔製法〕將青風藤加工碎，放入酒壇中，倒入白酒，密封壇口，置陰涼處，每日搖晃 2 次，7 日後即成。

〔用法〕每日 2 次，每次飲服 15～20 毫升。

〔功效〕祛風濕，通經絡。

法9 千年健酒

〔適用〕本酒適於風濕痺痛、筋骨無力、類風濕性關節炎等症患者飲服。

〔配方〕千年健 50 克，白酒 2500 毫升。

〔製法〕將上藥加工碎，浸入白酒中，加蓋密封壇口，置陰涼處，浸泡 10 日後即成。

〔用法〕每日 2 次，每次飲服 15～20 毫升。

〔功效〕祛風濕，壯筋骨。

法10 尋骨風酒

〔適用〕本酒適於風濕痺痛、肢體麻木、筋脈拘攣、類風濕性關節炎等症患者飲服。

〔配方〕尋骨風 75 克，白酒 2500 毫升。

〔製法〕將上藥加工碎，浸入白酒中，封口密閉，置陰涼處，每日搖晃 1 次，7 日後即成。

〔用法〕每日3次，每次空腹溫服10～15毫升。

〔功效〕祛風通絡。

法11 草薢杜仲酒

〔適用〕本酒適於腎臟虛冷或感受寒濕、腰腳冷痹、足脛疼痛等症患者飲服。

〔配方〕杜仲、炮薑、草薢、制附子、蜀椒、肉桂、川芎、羌活、防風、秦艽、炙甘草各15克，細辛、五加皮、石斛、續斷、地骨皮各7.5克，桔梗17克，白酒1500毫升。

〔製法〕將蜀椒去目閉口者炒出汗，上17味藥搗碎放於酒壇內，倒入白酒，密封壇口，煮沸30分鐘，取下候冷即成。

〔用法〕每日3次，每次飲服10～15毫升。

〔功效〕溫補肝腎，祛風除濕。

法12 二風酒

〔適用〕本酒適用風濕痹阻、關節腫痛、伸屈不利者飲服。

〔配方〕尋骨風300克，防風150克，好酒230毫升。

〔製法〕將上藥放入酒壇，倒入白酒，密封壇口，浸泡10日即成。

〔用法〕每日2次，每次溫服15～20毫升。

〔功效〕祛風活絡，止痛逐痹。

法13　薏苡仁酒

〔適用〕本酒適於寒濕阻遏經脈、復受風邪而致的下肢浮腫、全身骨關節疼痛、沉重等症者飲服。

〔配方〕薏苡仁 240 克，白酒 2000 毫升。

〔製法〕將薏苡仁洗淨，晾乾，放入酒壇中，倒入白酒，密封壇口，浸泡 7 日後即成。

〔用法〕每日 2 次，每次飲服 10～15 毫升。

〔功效〕祛風濕，健脾胃。

法14　牛膝酒

〔適用〕本酒適於關節疼痛遇寒加重、兼見肢節屈伸攣急、麻痺不仁、步履無力的類風濕性關節炎患者飲服。

〔配方〕牛膝、秦艽、天門冬各 37.5 克，獨活 45 克，肉桂、五加皮各 30 克，細辛、石楠葉、薏苡仁、附子、巴戟天、杜仲各 15 克，白酒 5000 毫升。

〔製法〕將上藥加工成粗末，裝入紗布袋內，放入酒壇內，倒入白酒，浸泡 14 日即成。

〔用法〕每日 3 次，每次飲服 30 毫升。

〔功效〕祛風濕，壯腰膝。

法15　薑黃木瓜酒

〔適用〕本酒適於肌肉風濕攣痛者飲服。

〔配方〕木瓜 320 克，薑黃、羌活各 160 克，白酒 2000 毫升。

〔**製法**〕將上藥切碎，放入酒壇內，倒入白酒，密封壇口，浸泡 10 日即成。

〔**用法**〕每日 3 次，每次飲服 10 毫升。

〔**功效**〕緩痙止痛。

法16 ㊍㊒㊚㊟㊟

〔**適用**〕本酒適於關節僵硬、活動不便、身骨酸痛的類風濕性關節炎患者飲服。

〔**配方**〕木瓜 140 克，牛膝 100 克，白酒 2400 毫升。

〔**製法**〕將木瓜、牛膝同放入酒壇中，倒入白酒，密封酒壇，浸泡 15 日即成。

〔**用法**〕每日 2 次，每次飲服 10～15 毫升。

〔**功效**〕舒筋活絡，祛風除濕。

四十四、腰背痛

診斷要點

1. 腰背痛是常見的症狀，很多疾病均可能引起。

2. 常見的有寒濕腰痛、濕熱腰痛、虛損腰痛、力傷腰痛、腰肌勞損、風濕腰痛等。

藥酒療法

法1 ㊛㊝㊝㊟㊟

〔適用〕本酒適於腎虛腰痛、關節不利、筋骨疼痛等症患者使用。

〔配方〕石斛、杜仲、丹參、生地各 120 克，牛膝 240 克，白酒 3000 毫升。

〔製法〕上藥共搗碎，放入壇中，倒入白酒，密封壇口，浸泡 7 日後即成。

〔用法〕每日 3 次，每次飯前溫飲 15 毫升。

〔功效〕活血通絡，補陽強骨。

法2 杜仲酒

〔適用〕本酒適於腎虛的腰酸痛、下肢痿軟、頭暈等症患者飲用。

〔配方〕杜仲 250 克，白酒 2500 毫升。

〔製法〕將杜仲切碎，放入酒壇，倒入白酒，密封壇口，置陰涼處，經常搖動，浸泡 10 日後即成。

〔用法〕每日 3 次，每次飲服 10～15 毫升。

〔功效〕補肝腎，強腰膝。

法3 丹參杜仲酒

〔適用〕本酒適於腎虛腰腿酸痛等症患者飲服。

〔配方〕杜仲、丹參各 90 克，川芎 60 克，江米酒 2250 毫升。

〔製法〕將上 3 味藥共研細，置於淨器中，用江米酒漬泡，5 日後去渣即成。

〔用法〕每日 3 次，每次 15～20 毫升。

〔功效〕活血通絡，益肝補腎。

法4 山茱萸酒

〔適用〕本酒適於腎虛、腰痛、遺精、體虛自汗、月經過多者飲服。

〔配方〕山茱萸 250 克，白酒 2500 毫升。

〔製法〕將山茱萸加工碎，放入酒壇中，倒入白酒，密封壇口，置於陰涼處，經常搖動，7 日後即成。

〔用法〕每日 2 次，每次飲服 10～20 毫升。

〔功效〕益肝補腎，斂汗澀精。

法5 萆薢附子酒

〔適用〕本酒適於腎虛腰痛、腳膝筋脈拘急酸痛等。

〔配方〕狗脊、杜仲、羌活、肉桂各 60 克，萆薢、制附子、牛膝各 100 克，桑寄生 80 克，白酒 3000 毫升。

〔製法〕將杜仲微炒令黃，上藥共搗碎，置於淨器中，倒入白酒，密封壇口，浸泡 7 日即成。

〔用法〕每日 3 次，每次於飯前溫飲 10～20 毫升。

〔功效〕溫陽益腎，壯腰膝。

法6 魚鰾鹿角酒

〔適用〕本酒適於腎虛腰痛、腰膝酸冷者飲服。

〔配方〕黃魚鰾、鹿角片各 250 克，黃酒 2500 毫

升。

〔製法〕將上2藥用砂鍋炒至色黃質脆，共研細末，放於酒壇，倒入白酒，密封壇口，浸泡3日即成。

〔用法〕每日3次，每次飲服30毫升。每次飲前，搖晃或攪勻再服。

〔功效〕強身壯體，滋陰補腎。

法7 沙苑酒

〔適用〕本酒適於肝腎不足之腰膝酸痛、目暗多淚、視物不明、遺精、早泄、遺尿、小便頻數而清長和婦女帶下淋漓等症狀患者飲服。

〔配方〕沙苑子300克，白酒2000毫升。

〔製法〕將沙苑子用鹽水噴拌均勻，用文火炒至微乾，置研缽內略搗後，放入酒壇，倒入白酒，密封壇口，浸泡10日後即成。

〔用法〕每日2次，每次飲服20毫升。

〔功效〕補肝益腎，明目固精。

法8 狗脊丹參酒

〔適用〕本酒適於肝腎虛、氣血不足或受風濕的腰腿痛等症患者飲服。

〔配方〕狗脊、丹參、黃芪各60克，當歸50克，防風30克，白酒2000毫升。

〔製法〕將上藥加工碎，裝入紗布袋，放入酒壇，倒入白酒，密封壇口，浸泡7日後即成。

〔用法〕每日 2 次，每次飲服 20～30 毫升。

〔功效〕補肝腎，益氣血，袪風濕，通經絡。

法9 補骨脂酒

〔適用〕本酒適於腎虛腰痛、因房事過多或酒後同房虧損腎氣、腰脹腰痛、身困力乏、失眠等症患者飲服。

〔配方〕補骨脂 6 克，白酒適量。

〔製法〕將補骨脂研為細末備用。

〔用法〕每日 1 劑，用白酒調服。

〔功效〕補腎助陽。

法10 菟絲杜仲酒

〔適用〕本酒適於肝腎虛損、腰膝酸痛、精神疲乏等症患者飲服。

〔配方〕菟絲子 120 克，炒杜仲、牛膝各 60 克，低度白酒 2000 毫升。

〔製法〕將上藥搗碎，用紗布袋盛裝，紮口後放入酒壇，倒入白酒，浸泡 10 日即成。

〔用法〕每日 2 次，每次空腹飲服 30～50 毫升。

〔功效〕補肝腎，壯腰膝。

法11 菟絲子酒

〔適用〕本酒適於腰膝酸痛、遺精消渴、尿有餘瀝等症患者飲服。

〔配方〕菟絲子 150 克，白酒 2000 毫升。

〔製法〕將上藥放入酒壇，倒入白酒，密封壇口，浸泡 5 日後即成。

〔用法〕每日 2 次，每次飲服 60 毫升。

〔功效〕補陽益腎，固精縮尿。

法12 骨痛酒

〔適用〕本酒適於風濕骨痛、腰膝酸痛、四肢麻木、關節炎等症患者飲服。

〔配方〕老鸛草、丁公藤、桑枝、豨薟草各 150 克，白酒 2500 毫升。

〔製法〕將上藥加工碎，放入酒壇中，倒入白酒，密封壇口，浸泡 20 日後即成。

〔用法〕每日 2 次，每次飲服 10～20 毫升。

〔功效〕祛風濕，通經絡。

法13 桑寄生酒

〔適用〕本酒適於因風濕竄入下肢經絡造成的腰腿疼痛、無力者飲服。

〔配方〕桑寄生 10 克，白酒適量。

〔製法〕將桑寄生炮製後，研成細末備用。

〔用法〕每日 1 劑，以白酒調服。

〔功效〕祛濕通經。

法14 獨活寄生酒

〔適用〕本酒適用於肢體麻木、腰膝酸痛、陰雨天加重者飲服。

〔配方〕防風、川芎、桑寄生各 20 克，獨活、牛膝、秦艽、白芍、黨參各 30 克，當歸、生地、杜仲各 50 克，茯苓 40 克，甘草、肉桂各 15 克，細辛 12 克，白酒 1500 毫升。

〔製法〕上藥搗碎置於淨壇中，倒入白酒，密封壇口，浸泡 15 日後即成。

〔用法〕每日 3 次，每次飲服 15～30 毫升。

〔功效〕益肝腎，補氣血，袪風濕，止痺痛。

法 15 ㊉㊉㊉㊉㊉㊉

〔適用〕本酒適於肝腎不足、因風濕所致的腰痛、腿痛，以及產後腰痛者飲服。

〔配方〕黑豆、桑寄生各 400 克，川斷 200 克，黃酒 3000 毫升。

〔製法〕將黑豆炒香，寄生、川斷加工碎，共放入酒壇內，倒入黃酒，密封壇口，浸泡 10 日後即成。

〔用法〕每日 2 次，每次飲服 10～15 毫升。

〔功效〕補肝腎、強筋骨、壯腰膝。

法 16 ㊉㊉㊉

〔適用〕本酒適用於風濕性腰痛、多年腰痛等症。

〔配方〕杜仲 75 克，破故紙、蒼朮、鹿角霜各 50 克，白酒 2500 毫升。

〔製法〕將上藥研成粗粉，放入酒壇內，倒入白酒，密封壇口，浸泡 10 日後即成。

〔用法〕每日 2 次，每次飲服 15～20 毫升。

〔功效〕溫腎散寒，除風利濕。

法17 石楠葉酒

〔適用〕本酒適於風濕性腰痛、多年腰痛、腰背酸痛、腎虛腳弱等症患者飲服。

〔配方〕石楠葉 75 克，白酒 2500 毫升。

〔製法〕將上藥加工碎，浸泡於白酒中，固封後置陰涼處，經常搖動，浸泡 10 日後即成。

〔用法〕每日 2 次，每次飲服 15～20 毫升。

〔功效〕祛風濕，養腎氣。

法18 首烏苡仁酒

〔適用〕本酒適於血虛風濕腰痛、四肢麻木、頭暈目眩等症患者飲服。

〔配方〕制首烏 360 克，生薏苡仁 240 克，白酒 2000 毫升。

〔製法〕將首烏切片，與薏苡仁同入酒壇，倒入白酒，密封壇口，浸泡 15 日即成。

〔用法〕每日 2 次，每次飲服 10～15 毫升。

〔功效〕養血祛風濕。

法19 苡仁防風酒

〔適用〕本酒適於腰腿拘急疼痛者飲服。

〔配方〕薏苡仁 90 克，防風、牛膝、桂心、獨活、乾生地黃各 60 克，黑豆 150 克，當歸、酸棗仁、

川芎、丹參、制附子各 30 克，白酒 3000 毫升。

〔製法〕將黑豆炒香，上藥共搗碎，裝入紗布袋，放入酒壇，倒入白酒，密封壇口，浸泡 10 日後即成。

〔用法〕每日 3 次，每次空腹飲服 15～30 毫升。

〔功效〕益肝腎，除濕痺，療風痙。

法 20　萆薢酒

〔適用〕本酒適於多種腰痛、痛連腳膝、筋脈拘急、步履艱難者飲服。

〔配方〕牛膝、萆薢各 45 克，炮附子、杜仲、桂心、桑寄生、狗脊、羌活各 30 克，白酒 2500 毫升。

〔製法〕將上藥加工為粗末，裝入絹布袋，放入酒壇內，倒入白酒，密封壇口，浸泡 10 日即成。

〔用法〕每日 3 次，每次飲服 10～20 毫升。

〔功效〕祛風濕，強筋骨。

法 21　牛膝苡仁酒

〔適用〕本酒適於手臂麻木不仁、腰膝冷痛、筋脈抽攣、肢節不利、大便溏、精神委靡者飲服。

〔配方〕牛膝、薏苡仁、酸棗仁、赤芍、制附子、炮薑、石斛、柏子仁各 60 克，炙甘草 40 克，白酒 3000 毫升。

〔製法〕上藥共搗碎，放入酒壇中，倒入白酒，密封壇口，浸泡 10 日後即成。

〔用法〕每日 3 次，每次飲服 15～20 毫升。

〔功效〕祛風散寒，除濕養肝腎，回陽補火，舒筋脈，利關節。

法22 杜仲楠葉酒

〔適用〕本酒適於中老年人的腰膝疼痛、遇寒痛增、關節重著、步履無力者飲服。

〔配方〕杜仲120克，石楠葉30克，羌活60克，熟附子10克，白酒3000毫升。

〔製法〕將上藥搗碎，放入酒罈，倒入白酒，密封罈口，浸泡7日即成。

〔用法〕每日2次，每次飲服20～30毫升。

〔功效〕補腎強腰，祛風散寒。

法23 血藤酒

〔適用〕本酒適於手足麻木、筋骨不適的疼痛、腰膝冷痛、跌打損傷、婦女經水不調等症患者飲服。

〔配方〕雞血藤膠250克，白酒2000毫升。

〔製法〕將藥置入酒罈內，倒入白酒，密封罈口，浸泡10日後飲服。

〔用法〕每日2次，每次空腹溫飲15～20毫升。

〔功效〕補血活血，舒筋通絡。

法24 穿山龍酒

〔適用〕本酒適於大骨節病、腰腿疼痛、扭傷挫傷等症患者飲服。

〔配方〕穿山龍500克，白酒2500毫升。

〔**製法**〕將上藥加工碎，放入酒壇中，倒入白酒，密封壇口，浸泡 10 日後即成。

〔**用法**〕每日 2 次，每次飲服 30～40 毫升。

〔**功效**〕祛風濕，止痛消腫。

法25　紅花木瓜酒

〔**適用**〕本酒適於腰肌勞損所致腰痛患者飲服。

〔**配方**〕紅花 75 克，木瓜 150 克，桑寄生 150 克，白酒 2500 毫升。

〔**製法**〕將上藥搗碎，裝入紗布袋紮口，放入酒壇，倒入白酒，密封壇口，浸泡 10 日後即成。

〔**用法**〕每日 2 次，每次飲服 10～20 毫升。

〔**功效**〕活血化瘀，通經，消腫，止痛。

法26　土元酒

〔**適用**〕本酒適於瘀血性的腰背痛患者飲服。

〔**配方**〕土元 4 個，黃酒適量。

〔**製法**〕將土元焙乾，研成細末備用。

〔**用法**〕每日 1 劑，黃酒送服。

〔**功效**〕活血化瘀，消腫止痛。

四十五、腰腿酸軟

診斷要點

1.腰膝酸困，腿軟無力。

2.伴有頭暈目眩、視物昏花或雙目脹痛、乾澀、手足麻木、關節屈伸不利等。

藥酒療法

法1 松花酒

〔適用〕本酒適於體質虛弱、腰腿酸軟、頭昏目眩、中虛胃痛、皮膚時作麻木不適等症患者飲服。

〔配方〕松花粉 200 克，白酒 2000 毫升。

〔製法〕於 4～5 月馬尾松開花時，將雄球花摘下，曬乾，搓下花粉，蒸熟，裝入紗布袋內紮口，放入酒壇，倒入白酒，密封壇口，浸泡 10 日後即成。

〔用法〕每日 2 次，每次飲服 15～25 毫升。

〔功效〕祛風益氣，潤肺養心。

法2 女貞子酒

〔適用〕本酒適於腰膝酸軟、筋骨無力、上重下輕、頭目眩暈及鬚髮早白者飲服。

〔配方〕女貞子 450 克，黃酒 2500 毫升。

〔製法〕將女貞子加工碎，放入酒壇中，倒入黃酒，密封壇口，浸泡 10 日即成。

〔用法〕每日 2 次，每次空腹飲 15～20 毫升。

〔功效〕補肝腎，滋陰血，明目烏髮，強筋骨。

法3 五加酒

〔適用〕本酒適於年老體弱、腰膝無力、頭暈目

眩、失眠健忘等症患者飲用。

〔配方〕五加根、地榆、遠志各 50 克，白酒 2500 毫升。

〔製法〕將上藥加工碎，放入瓷壇內，倒入白酒，密封壇口，浸泡 15 日即成。

〔用法〕每日 1 次，每次飲服 10～20 毫升。

〔功效〕強筋壯骨，安神益智。

法4 獨活酒

〔適用〕本酒適用於腰膝酸困、腿腳沉重疼痛者飲服。

〔配方〕獨活 300 克，白酒 2500 毫升。

〔製法〕將獨活放入酒壇，倒入白酒，密封壇口，浸泡 10 日後即成。

〔用法〕每日 3 次，每次空腹溫飲 15～20 毫升。

〔功效〕祛風濕，止痛。

法5 杞菊酒

〔適用〕本酒適於腰背疼痛、足膝酸軟、頭暈目暗、視物模糊、迎風流淚、陽痿遺精、肺燥咳嗽等症患者飲服。

〔配方〕枸杞子 50 克，甘菊花 10 克，麥冬 30 克，杜仲 15 克，白酒 1500 毫升。

〔製法〕將上藥加工碎，裝入酒壇內，倒入白酒，密封壇口，浸泡 15 日後即成。

〔用法〕每日 2 次，每次飯前空腹飲服 15～20 毫升。

〔功效〕養肝明目，補腎益精。

法6 杞菊地冬酒

〔適用〕本酒適於肝腎不足引起的腰膝酸軟、頭目眩暈、視物模糊、迎風流淚等症患者飲服。

〔配方〕枸杞子、甘菊花各 80 克，冰糖 120 克，麥冬、生地黃各 60 克，白酒 2500 毫升。

〔製法〕將生地黃、麥冬搗碎，枸杞子拍爛，與菊花同放入酒壇內，加入冰糖，倒入白酒，密封壇口，置於文火上，燒沸 10 分鐘，取下，放置 3 日後即成。

〔用法〕每日 2 次，每次飲服 10～15 毫升。

〔功效〕補肝腎，明目、止淚。

法7 地朮酒

〔適用〕本酒適於腰膝酸軟、兩足無力、視物模糊、鬚髮早白、小便淋瀝、脾虛泄瀉、食慾不振、胸腹脹滿等症患者飲服。

〔配方〕生地 100 克，枸杞子 60 克，白朮 75 克，五加皮 50 克，甘草 30 克，菊花 40 克，糯米 1500 克，酒曲 125 克。

〔製法〕將上藥加工碎，酒曲研末，糯米蒸成米飯，再將上藥放於砂鍋內加水超過藥面，煎沸 15～30 分鐘，取汁拌入米飯內，再拌入酒曲，放入酒壇，密封

壇口，置於保溫處。經 20 日後過濾去渣即成。

〔用法〕每日 3 次，每次飲服 15～50 毫升。

〔功效〕補肝腎，和脾胃，明目。

法8 杞圓酒

〔適用〕本酒適於肝腎精血不足、腰膝少力，或筋骨不利、頭暈目眩、心悸失眠等症患者飲服。

〔配方〕牛膝、杜仲、五加皮各 45 克，枸杞子、桂圓肉、大生地、歸身各 60 克，大棗 250 克，白糖 500 克，蜂蜜 500 毫升，甘草、紅花各 15 克，銀花 45 克，白酒 3700 毫升。

〔製法〕除白酒、白糖、蜂蜜外，其餘藥材均加工碎，裝入紗布袋內，紮口，放入酒壇，倒入白酒，密封壇口，浸泡 20 日後，取出藥袋加入白糖、蜂蜜攪勻即成。

〔用法〕每日 1 次，晚睡前飲服 10～15 毫升。

〔功效〕益精血、補肝腎。

法9 牛膝地黃酒

〔適用〕本酒適於腰膝浮腫、筋骨無力、少腹滯痛、足趾極冷者飲服。

〔配方〕生牛膝、生地黃各 400 克，白酒 2500 毫升。

〔製法〕將上藥放入酒壇，倒入白酒，密封壇口，浸泡 15 日，去渣即成。

〔用法〕每日 2 次，每次飲服 15～20 毫升。

〔功效〕養血通絡，補肝腎，強筋骨。

法10 胡麻杜仲酒

〔適用〕本酒適於腰腳酸困、精血虧損、筋骨痿軟、步履無力、頭暈目眩、大便秘結及風濕痺痛等症患者飲服。

〔配方〕胡麻仁、杜仲、懷牛膝各 60 克，丹參、白石英各 30 克，白酒 2500 毫升。

〔製法〕將白石英洗淨搗成碎粒，杜仲、牛膝、丹參加工碎，共裝入紗布袋內，放入酒壇中，倒入白酒，再將胡麻仁炒香搗碎放入酒中，密封酒壇壇口，浸泡 15 日後即成。

〔用法〕每日 3 次，每次空腹飲服 15～20 毫升。

〔功效〕補肝腎，益精血，堅筋骨，祛風濕。

法11 地膝酒

〔適用〕本酒適於肝腎不足、精血虧損、筋骨軟弱、腰腿酸困、兩足無力、鬚髮早白、容顏無華等症患者飲服。

〔配方〕熟地黃 200 克，懷牛膝、南五加各 100 克，曲 90 克，糯米 1250 克。

〔製法〕將曲研末，糯米蒸成米飯，將其它藥煎湯取汁，將米飯放入酒壇內，倒入藥汁，加入曲粉攪拌均勻，密封壇口，經 15 日，壓去糟渣即成。

〔用法〕每日 3 次，每次溫飲 15～20 毫升。飲服時忌食生蔥、蘿蔔、大蒜等。

〔功效〕補虛，養精血，益筋力，烏鬚髮，健身益壽。

法12 杜仲丹參酒

〔適用〕本酒適於腰脊酸困、筋骨疼痛、足膝痿弱、小便餘瀝等症患者飲服。

〔配方〕杜仲、丹參各 75 克，川芎 35 克，白酒 2500 毫升。

〔製法〕將上藥放入酒壇內，倒入白酒，密封壇口，浸泡 15 日後即成。

〔用法〕每日 2 次，每次飲服 15～20 毫升。

〔功效〕補肝腎，強筋骨，活血通絡。

法13 兩子酒

〔適用〕本酒適於肝腎虧虛、腰膝酸痛、眩暈遺精、失眠、神經衰弱等症患者飲服。

〔配方〕菟絲子、五味子各 150 克，白酒 2500 毫升。

〔製法〕將上藥放入酒壇內，倒入白酒，密封壇口，浸泡 15 日去渣即成。

〔用法〕每日 2 次，每次飲服 20～30 毫升。

〔功效〕補益肝腎，養心安神，收斂精氣。

法 14 絡石藤酒

〔**適用**〕本酒適於筋骨酸痛、腰膝無力等症患者飲服。

〔**配方**〕絡石藤 24 克，當歸 40 克，枸杞子 50 克，白酒 2000 毫升。

〔**製法**〕將上藥搗碎，放入酒壇中，倒入白酒，密封壇口，置於陰涼處，經常搖晃，如此浸泡 10 日後去渣即成。

〔**用法**〕每日 2 次，每次飲服 15～30 毫升。

〔**功效**〕祛風通絡，涼血消腫。

法 15 海桐皮酒

〔**適用**〕本酒適於肢節疼痛無力、膝軟弱等症患者飲用。

〔**配方**〕海桐皮、牛膝、枳殼、杜仲、防風、獨活、五加皮各 60 克，生地黃 70 克，白朮 40 克，薏苡仁 30 克，白酒 2000 毫升。

〔**製法**〕將上藥共加工碎，裝入紗布袋，紮口，放入酒壇內，倒入白酒，密封壇口，浸泡 10 日後即成。

〔**用法**〕每日 3 次，每次溫服 10～15 毫升。

〔**功效**〕祛風濕。

法 16 當歸天冬酒

〔**適用**〕本酒適於肝腎虛損所致的腰腿無力、肢體麻木、筋骨疼痛等症患者飲服。

〔配方〕當歸、天冬各 25 克，五加皮、麥冬、懷牛膝、川芎、熟地、生地、秦艽各 12 克，桂枝 8 克，紅糖 250 克，蜂蜜、米醋各 250 毫升，白酒 2500 毫升。

〔製法〕將上藥加工碎，裝入紗布袋內紮口，放入酒壇，倒入白酒、蜂蜜、米醋，再放入紅糖，密封壇口，放入大鍋內隔水煮 60 分鐘取下，埋入土中 10 日後即成。

〔用法〕每日 2 次，每次空腹飲服 10～30 毫升。

〔功效〕滋補肝腎，補陰血，熄風，健筋骨。

法17 杞子麻仁酒

〔適用〕本酒適於虛羸黃瘦、食慾不振、腰膝酸軟、遺精、視物模糊、鬚髮早白、大便秘結等症患者飲服。

〔配方〕枸杞子 500 克，胡麻仁、生地黃各 300 克，火麻仁 150 克，糯米 1500 克，酒曲 120 克。

〔製法〕將酒曲研末備用；將生地加工碎，胡麻仁、火麻仁蒸熟後搗爛備用；再將枸杞子搗破，置於砂鍋中，加水過藥面，煮沸後倒入壇中，待冷；將糯米蒸成乾飯，待冷後倒入壇內，加生地、胡麻仁、火麻仁、酒曲攪拌均勻，密封壇口，置保溫處，經 15 日過濾去渣即成。

〔用法〕每日 3 次，每次飲服 15～50 毫升。

〔功效〕滋肝腎、補精髓、養血益氣、潤五臟。

法18 牛膝石斛酒

〔適用〕本酒適於風寒濕氣痺阻、腰腳軟弱無力、麻木不仁者飲服。

〔配方〕牛膝 7.5 克，石斛 43 克，丹參 45 克，杜仲 60 克，熟地黃 75 克，肉桂 30 克，白酒 2000 毫升。

〔製法〕將石斛去根，牛膝酒浸後切焙，杜仲炒去粗皮，熟地焙黃，肉桂去粗皮，併丹參共研粗末，裝入紗布袋內紮口，放入酒壇內，倒入白酒，密封壇口，放入鍋內，隔水煮 120 分鐘，取出候冷，去渣即成。

〔用法〕每日 3 次，每次飲服 15～30 毫升。

〔功效〕祛風勝濕，補腎強腰，壯骨。

法19 丹參續斷酒

〔適用〕本酒適於腿腳軟弱無力或麻木、酸痛、攣急、腫脹、發熱、萎枯、嘔吐等症患者飲服。

〔配方〕丹參、續斷、附子、牛膝各 30 克，白朮、生薑、桑白皮各 50 克，細辛、肉桂各 25 克，五加皮 20 克，白酒 1500 毫升。

〔製法〕將上藥共搗碎，裝入紗布袋內紮口，放入酒壇中，倒入白酒，密封壇口，浸泡 10 日後即成。

〔用法〕每日 2 次，每次飲服 15～30 毫升。

〔功效〕散寒逐濕

法20 三石加味酒

〔適用〕本酒適於腰腿軟弱無力、筋脈攣急、視聽不明等症患者飲服。

〔配方〕石英、磁石各 60 克，石斛、牛膝、制附子各 45 克，山茱萸、羚羊角、酸棗仁、黃芪、羌活、防風、丹參、萆薢各 15 克，生地、肉桂、雲苓各 30 克，杜仲 22 克，白酒 3500 毫升。

〔製法〕上藥共研細末，裝入紗布袋內紮口，放入酒壇內，倒入白酒，密封壇口，浸泡 10 日後，去渣即成。

〔用法〕每日 2 次，每次飲服 15～30 毫升。

〔功效〕祛風，利濕，補虛。

四十六、軟組織損傷

診斷要點

1. 疼痛：損傷初期，疼痛是由於創傷後血腫壓迫或炎症反應所致。後期，疼痛是由於肌肉，肌腱的附著點與滑膜、關節囊、韌帶等組織發生纖維化瘢痕，使神經、血管受壓、新陳代謝改變、刺激局部神經造成。

2. 腫脹：軟組織損傷局部有不同程度的腫脹。

3. 瘀斑：在瘀血的分解、吸收消散過程中，瘀血斑的顏色變化規律由青變紫至黃到消失。

4.畸形：肌肉、韌帶斷裂攣縮後，出現攣縮性隆凸，斷裂缺損處凹陷畸形。關節韌帶斷裂造成關節內翻或外翻，脫位或半脫位畸形。

5.功能障礙：關節主動活動和被動活動均受限。

藥酒療法

法1　跌打酒

〔適用〕本酒適於跌打撞傷、積瘀腫痛、閃挫腰痛、扭挫傷等患者飲服。

〔配方〕赤芍 32 克，當歸 25 克，生地黃、莪朮、劉寄奴、三棱、澤蘭、澤瀉、川芎、桃仁各 20 克，紅花、蘇木各 15 克，土鱉蟲 10 克，田七 3 克，白酒 2500 毫升。

〔製法〕將上藥搗碎，放入酒壇，倒入白酒，密封壇口，浸泡 30 日後去渣即成。

〔用法〕每日 2 次，每次飲服 10～15 毫升。

〔功效〕消積，散瘀，止痛。

法2　內傷酒

〔適用〕本酒適於跌打損傷、肌體四肢筋骨疼痛等症患者飲服。

〔配方〕紅花、桃仁、秦艽、續斷、廣木香、砂仁、丹皮、威靈仙各 15 克，當歸、五加皮、懷牛膝各 45 克，骨碎補、胡桃肉、杜仲、丹參各 30 克，白酒

5000 毫升。

〔製法〕將上藥搗碎與 2500 毫升白酒同置入酒壇中，密封壇口，置於鍋內隔水煮 4 小時，取出後再倒入餘下的 2500 毫升白酒，再密封壇口，浸泡 3 日後即成。

〔用法〕每日 2 次，每次飲服 15～30 毫升。

〔功效〕活血行氣，祛瘀壯筋。

法3 傷筋酒

〔適用〕本酒適於跌打損傷，瘀血疼痛，紅腫不消者飲服。

〔配方〕當歸、川芎、紅花各 90 克，鳳仙花、蘇木各 45 克，丁香 30 克，三七 15 克，烏梢蛇 1 條，白酒 1700 毫升。

〔製法〕將上藥加工碎，放入酒壇，倒入白酒，密封壇口，浸泡 60 日以上即成。

〔用法〕每日 2 次，每次飲服 15 毫升。

〔功效〕活血祛瘀，通絡止痛。

法4 化瘀止痛酒

〔適用〕本酒適於傷損瘀血在腹者飲服。

〔配方〕生地黃汁 250 毫升，丹皮、肉桂、桃仁各 120 克，白酒 2500 毫升。

〔製法〕將上藥同地黃汁、白酒共放入砂鍋內，置於文火上煎沸 5 分鐘，去渣，倒入酒壇即成。

〔用法〕每日 3 次，每次飲服 15～20 毫升。

〔功效〕通經化瘀止痛。

法5 ㉗㈦㉙酒

〔適用〕本酒適於跌打損傷、勞傷吐血、腰痛、體虛無力等症患者飲服。

〔配方〕竹七 225 克，白酒 2500 毫升。

〔製法〕將竹七加工碎，置酒壇內，倒入白酒，再置火上隔水煮沸，取下涼冷，加蓋密封，10 日後即成。

〔用法〕每日 2 次，每次飲服 15～20 毫升。

〔功效〕補中益氣，生肌長肉。

法6 ㉟㈭酒

〔適用〕本酒適於跌打損傷及其腫痛等症患者飲服。

〔配方〕蘇木 350 克，白酒 2500 毫升。

〔製法〕將蘇木放入砂鍋，加水過藥面，置於文火上煮沸 15 分鐘，取汁與白酒同倒入酒壇備用。

〔用法〕每日 2 次，每次飲服 10～15 毫升。

〔功效〕行血祛瘀，止痛消腫。

法7 ㉟㊝㉟㊌酒

〔適用〕本酒適於跌打損傷、筋肉傷損、血脈不利者飲服。

〔配方〕鳳仙花 180 克，當歸尾 120 克，白酒 2000

毫升。

〔製法〕將上藥與白酒同置於酒壇內,密封壇口,浸泡 10 日即成。

〔用法〕每日 3 次,每次飲服 30～40 毫升。

〔功效〕祛風活血,消腫止痛。

法8 寄奴酒

〔適用〕本酒適於跌打挫傷、瘀血腫痛者飲服。

〔配方〕劉寄奴、腎碎補、玄胡索各 150 克,白酒 2500 毫升。

〔製法〕將上藥切成小塊,與白酒同置入容器中,密封浸泡 10 日後即成。

〔用法〕每日 2 次,每次飲服 10～15 毫升。

〔功效〕消腫定痛,止血續筋。

法9 麻根消腫酒

〔適用〕本酒適於跌打損傷、紅腫疼痛等症患者飲服。

〔配方〕大麻根葉 120 克,白酒適量。

〔製法〕將麻根葉搗絞取汁備用。

〔用法〕每日 1 劑,用時將藥汁、白酒倒入杯內攪勻飲服。

〔功效〕消腫止痛。

法10 桃仁生地酒

〔適用〕本酒適於倒撲跌損筋脈者飲服。

〔**配方**〕桃仁 60 克，生地黃汁、白酒各 1000 毫升。

〔**製法**〕將桃仁研泥。將生地黃汁與酒煎沸，下桃仁泥再煮數沸，去渣盛於酒壇內即成。

〔**用法**〕每次溫服 10～20 毫升。每日 1 次。

〔**功效**〕疏通脈絡，活血祛瘀。

法 11 ㊎㊟㊀㊝㊐

〔**適用**〕本酒適於閃挫傷，包括皮下組織、肌肉、肌腱、筋膜、關節囊、韌帶、血管、周圍神經等組織受傷後，發生腫脹、疼痛、功能活動障礙者飲服。

〔**配方**〕當歸 6 克，川芎 3 克，紅花 1.8 克，茜草、威靈仙各 1.5 克，白酒適量。

〔**製法**〕將上藥研末備用。

〔**用法**〕每日 1 劑，用酒送服。

〔**功效**〕活血舒筋，消腫止痛。

四十七、骨　傷

（**診斷要點**）

1. 骨折：破壞了骨的完整性或連續性。

2. 脫位：構成關節的骨端關節面脫離正常的位置，發生關節功能障礙。

藥酒療法

法1 壯筋補血酒

〔適用〕本酒適於骨折、脫位整復後，筋骨虛弱無力者飲服。

〔配方〕當歸、枸杞子各 45 克，三七、杜仲、熟地黃、虎骨、木瓜、五加皮各 30 克，續斷 23 克，沉香 7.5 克，黃芪22 克，人參、何首烏、羌活、獨活各 15 克，西紅花 4.5 克，冰糖 250 克，白酒 2500 毫升。

〔製法〕將上藥搗碎，與白酒同置於酒壇內，密封壇口，浸泡 15 日後加入白糖溶化後即成。

〔用法〕每日 2 次，每次飲服 30 毫升。

〔功效〕養血舒筋，補腎壯骨，祛風利濕。

法2 續筋接骨酒

〔適用〕本酒適於跌打損傷、骨折等症患者飲服。

〔配方〕當歸、芍藥、土狗、紅花、透骨草、大黃各 50 克，土虱 150 克，丹皮 30 克，生地 45 克，自然銅 15 克，白酒 2500 毫升。

〔製法〕將土狗搗碎，上藥共搗末，同白酒置於酒壇內，放於文火上煮沸 15 分鐘後取下去渣，密封壇口，埋入土中 5 日後即成。

〔用法〕每日 1 次，每次飲服 10～15 毫升。

〔功效〕接骨續筋，止痛。

法3 雞血酒

〔適用〕本酒適於跌打損傷、筋骨折傷等症患者飲服。

〔配方〕雞血360克，白酒1500毫升。

〔製法〕將雞血倒入壇中，再倒入白酒，攪勻加蓋密封，置陰涼處，經一晝夜後用細紗布過濾，備用。

〔用法〕每日3次，每次空腹飲20～30毫升。

〔功效〕補血活血，祛風通絡。

法4 乳香沒藥酒

〔適用〕本酒適於骨折者飲服。

〔配方〕乳香、沒藥、土鱉、地龍、蘇木、降香、白芷、桑枝各32克，黃酒2500毫升。

〔製法〕將上藥研成細末，放入酒壇內，倒入黃酒，攪勻密封壇口浸泡5日即成。

〔用法〕每日1次，睡前攪勻溫飲10～15毫升。

〔功效〕接骨續筋，止痛消腫。

法5 滾山蟲酒

〔適用〕本酒適於骨折者飲服。

〔配方〕滾山蟲3個，黃酒適量。

〔製法〕將滾山蟲放於瓦上微火焙乾，研成細末，備用。

〔用法〕只服1劑，黃酒送服。

〔功效〕接骨止痛。

法6 三七酒

〔適用〕本酒適於骨傷，對接後的瘀血腫痛患者飲服。

〔配方〕三七、海桐皮、薏苡仁、生地、牛膝、川芎、羌活、地骨皮、五加皮各 15 克，白酒 2500 毫升。

〔製法〕上藥研成粗末，放入酒壇，倒入白酒，密封壇口，浸泡 10 日後過濾去渣即成。

〔用法〕每日 2 次，每次飲服 15～20 毫升。

〔功效〕活血止痛，祛瘀通絡。

法7 三七紅花酒

〔適用〕本酒適於跌打損傷、骨折對接後氣滯血瘀、筋骨疼痛者飲服。

〔配方〕參三七、紅花、生地黃、川芎、當歸身、烏藥、落得打、乳香、五加皮、防風、川牛膝、乾薑、牡丹皮、肉桂、延胡索、薑黃、海桐皮各 15 克，白酒 2500 毫升。

〔製法〕將上藥加工碎，裝入紗布袋內紮緊口後，放入酒壇中，倒入白酒，密封壇口，放於鍋內隔水煮 2 個小時，取出放涼，再浸泡 5 日後即成。

〔用法〕每日 2 次，每次飲服 15～20 毫升。

〔功效〕行氣活血，消腫止痛。

法8 破血散瘀酒

〔適用〕本酒適於跌打損傷、骨折對接後瘀血定痛

者飲服。

〔配方〕防風、羌活、宮桂各 6 克，蘇木 10 克，連翹、當歸尾、柴胡各 12 克，水蛭 9 克，麝香少許，白酒 2000 毫升。

〔製法〕將上藥（水蛭、麝香 2 味除外）用 400 毫升水煎至 200 毫升去渣，與備好的白酒一同倒入酒壇內，再把水蛭、麝香研成泥狀調入酒內攪勻即成。

〔用法〕每日 2 次，每次空腹飲服 15～30 毫升。

〔功效〕破血散瘀，理氣止痛。

四十八、蕁麻疹

（診斷要點）

1. 損害為風團，鮮紅色或瓷白色，突然發生，數小時後消退，不留痕蹟，反覆成批發生。

2. 消化道受累時，可有噁心、嘔吐、腹瀉和腹痛。喉頭、支氣管受累時，出現胸悶、氣急、呼吸困難。

（藥酒療法）

法1 紅花酒

〔適用〕本酒適於症見皮疹反覆發作、風團色紅或紫、消退較慢的蕁麻疹、症屬氣滯血瘀者飲服。

〔配方〕紅花 100 克，烏梅 100 克，山楂 100 克，

黃酒 500 毫升。

〔製法〕將紅花、烏梅、山楂分別洗淨，置於酒壇中，倒入黃酒，密封浸泡 10 日即成。

〔用法〕取藥酒 10 毫升，白開水 10 毫升，加紅糖適量，調服，每日 2～3 次。

〔功效〕活血化瘀，消食和中。

法2 牛蒡蟬蛻酒

〔適用〕本酒適於症屬風熱襲表、症見皮膚風團、時起時消、癢甚或兼咳嗽喉癢、咽紅腫痛的蕁麻疹者飲服。

〔配方〕牛蒡子 500 克，蟬蛻 30 克，黃酒 1500 毫升。

〔製法〕將牛蒡子打碎，同蟬蛻一起置於酒壇內，加入黃酒，密封壇口，浸泡 10 日後即成。

〔用法〕每日 2 次，每次食後飲 30 毫升。

〔功效〕散風宣肺，清熱解毒。

法3 黑芝麻黃酒

〔適用〕本酒適於症屬肝腎不足、症見病程日久、反覆發作、疲勞後風團加劇、瘙癢或兼頭昏、眩暈耳鳴、乏力肢軟、腰酸的蕁麻疹者飲用。

〔配方〕黑芝麻 250 克，黃酒 250 毫升，白糖適量。

〔製法〕將黑芝麻研末，取 20 克與黃酒 20 克調

匀，放入碗中隔水炖煮，水沸 15 分鐘，加白糖即可。

〔用法〕每日 2 次，每次 1 劑，飯後 2 小時服下。

〔功效〕補益肝腎，滋潤腸胃。

第二節　外擦療疾藥酒

一、褥　瘡

診斷要點

1.局部皮膚暗紅、破損，肉腐紫暗，四周皮膚腫勢平塌散漫，腐肉脫落，形成潰瘍，經久不斂，甚則潰膿味臭，稀薄為特點。

2.多見於昏迷、中風及其他長期臥床不起的病人，好發於易受壓迫及摩擦的部位。

藥酒療法

法1 紅花酒

〔適用〕本酒用於褥瘡患者使用。

〔配方〕當歸 12 克，紅花 15 克，赤芍 12 克，紫草 9 克，60%酒精 500 毫升。

〔製法〕將上藥浸泡在酒精中，經 5 日後即成。

〔用法〕將藥酒搽於皮膚上，按摩。每日 2 次。

〔功效〕通經活絡。

二、肩周炎

〔診斷要點〕

1.肩部疼痛，活動不利，局部畏寒，有僵硬感，夜間疼痛加重。

2.肩部活動受限，不能摸褲袋、紮褲帶、摸背、梳頭，甚至不能洗臉等。

〔藥酒療法〕

法1 活血蓮酒

〔適用〕本酒適於肩周炎、軟組織損傷，骨折、脫位及感染後遺症所致的肌肉萎縮、關節強直、肢體運動障礙、頸椎綜合症等患者飲服。

〔配方〕活血蓮、小杆子、小血藤根、七葉一枝花各20克，生川烏、生草烏各10克，八角蓮15克，白酒500毫升。

〔製法〕將上藥放入白酒中浸泡5日後即成。

〔用法〕蘸藥酒搽患處進行按摩。每日2次。

〔功效〕活血通經，軟堅散瘀止痛。

三、寒濕腰腿痛

診斷要點

1.腰部冷痛重著，轉側不利，腰痛逐漸加重，雖靜臥亦不減輕或反而加重。

2.遇陰天疼痛加劇。

藥酒療法

法1 活血酒

〔適用〕本酒適於寒濕偏勝的腰痛及陳舊性扭挫傷者外搽。

〔配方〕乳香15克，沒藥15克，血竭15克，貝母9克，羌活15克，木香6克，厚朴9克，制川烏、制草烏各3克，白芷24克，麝香1.5克，紫荊皮24克，生香附15克，炒小茴香9克，甲珠、煅自然銅、獨活、續斷、虎骨、川芎、木瓜各15克，肉桂9克，當歸24克，白酒3500毫升。

〔製法〕將上藥研成細末，泡於白酒中經10日後即成。

〔用法〕取藥酒適量搽於患處，配合按摩。每日2次。

〔功效〕通經活血。

四、扭挫傷

（診斷要點）

1. 輕者局部腫痛。

2. 重者肌肉、肌腱斷裂，關節錯縫或血管、神經嚴重損傷等。

（藥酒療法）

法1 茴香酒

〔適用〕適於扭挫傷腫痛者使用。

〔配方〕茴香 15 克，丁香 10 克，樟腦 15 克，紅花 10 克，白酒 300 毫升。

〔製法〕將上藥浸泡於酒中，10 日後去渣即成。

〔用法〕取藥酒外塗搽患處，每日 2～3 次。

〔功效〕活血行氣止痛。

五、慢性濕疹

（診斷要點）

1. 皮損分布呈泛發性、對稱性。常局限於某一部位。

2. 表現為肥厚浸潤和苔蘚樣變。

藥酒療法

法1 止癢酊

〔適用〕本酊適於慢性濕疹、脂溢性皮炎、神經性皮炎、皮膚瘙癢症、各型癢疹、銀屑病等患者使用。

〔配方〕苦參 10 克，蛇床子 30 克，威靈仙 10 克，冰片 0.3 克，95% 酒精 200 毫升。

〔製法〕將上藥浸泡入酒精內，10 日後即成。

〔用法〕取少許藥酒塗搽於患處，每日 2～3 次。

〔功效〕祛風活血，潤膚止癢。

六、帶狀疱疹

診斷要點

1. 多發生於胸或腰的一側，也有發於四肢、顏面的。

2. 初起局部皮膚出現不規則的小紅斑，隨即在紅斑上發生簇集在一起的小水疱群，形成帶狀。

3. 局部灼熱，並有劇烈的疼痛。

藥酒療法

法1 雄黃酊

〔適用〕本酒適於症見群集小疱、疱液清亮、周圍

紅暈、灼熱刺痛、皮損無潰破糜爛的帶狀疱疹、單純疱疹者外搽。

〔**配方**〕雄黃 50 克，冰片 0.5 克，75% 酒精 100 毫升。

〔**製法**〕將雄黃研細成粉，同冰片一同放入酒精中，密封浸泡 10 日後即成。

〔**用法**〕外搽患處，每日 1～2 次。

七、尋常疣

(**診斷要點**)

1. 好發於青少年的手背、足背、手指、足緣或甲周處，也見於頭面部。

2. 皮疹為綠豆至黃豆大小的乳頭狀角質隆起，暗褐色、灰褐色或正常皮膚顏色。

3. 表面粗糙，高低不平，頂端可分裂成刺狀，發生於甲周圍的會有壓痛，摩擦時容易出血。

(**藥酒療法**)

法1 (復)(方)(烏)(梅)(酊)

〔**適用**〕本酒適於症屬風熱血燥、症見疣目大如黃豆、粗糙堅硬、表面刺狀、單發或多發的尋常疣者外塗。

〔配方〕烏梅 30 克，藜蘆 30 克，千金子 30 克，急性子 30 克，75% 酒精 500 毫升。

〔製法〕將上藥洗淨，加入 75% 酒精 500 毫升浸泡 10 日後即成。

〔用法〕將疣體表面粗糙刺狀物拔除，以出血為度。用棉簽蘸藥塗於患處，每日 2～3 次。

〔功效〕蝕疣解毒。

八、毛蟲皮炎

診斷要點

1.有蟲類、毒毛刺激皮膚史。

2.皮疹以丘疹、風團或瘀點為多見，有時會出現水疱、大疱或膿疱。

3.自覺不同程度的癢、麻木、燒灼或疼痛感。伴有惡寒發熱、噁心嘔吐、頭暈胸悶等。

藥酒療法

法1 丁薄酊

〔適用〕本酊適於症見局部皮膚紅腫、境界清楚、灼熱刺痛的毛蟲皮炎者外塗。

〔配方〕公丁香 30 克，薄荷腦 5 克，95% 酒精 750 毫升。

〔製法〕將公丁香研碎，加入酒精浸泡３日，時常攪動，使藥汁浸出為宜。再用紗布過濾去渣，加入薄荷腦，裝瓶密封備用。

〔用法〕用橡皮膠布黏去患處刺入皮膚的毒毛，然後塗搽藥液即可，每日２～３次。

〔功效〕清熱解毒。

九、手足癬和甲癬

〔診斷要點〕

1.手足癬：開始皮疹為單側分布，以後發展為雙側，病程慢性，常反覆發作，自覺搔癢。分為水疱型、糜爛型、鱗片角化型三種。

2.甲癬：初在甲板發生灰白色斑點，以後逐漸增厚、變形、變脆，失卻光澤，有時中間「蛀空」使甲板與甲床分離，病程慢性。

〔藥酒療法〕

法1 羊蹄根酊

〔適用〕本酊適於症見紅斑、境界清楚、表面脫屑、手足皮膚粗糙、指甲灰黃、增厚的手癬、足癬、甲癬、體癬者外塗。

〔配方〕羊蹄根300克，75％酒精600毫升。

〔製法〕將羊蹄根洗淨，晾乾，研碎成末，置於酒精內，浸泡7日，過濾去渣備用。

〔用法〕用脫脂棉棒蘸藥水塗患處，每日1～2次。

十、皮膚瘙癢症

診斷要點

1.自覺瘙癢，皮膚無明顯原發損害。

2.常繼發有抓痕及血痂等，長時間會發現色素沉著或苔蘚樣變，濕疹樣變和繼發感染。

藥酒療法

法1 苦參酊

〔適用〕本酊適用於症屬風熱、症見皮膚紅斑、丘疹、抓痕、血痂、乾燥脫屑、瘙癢明顯的皮膚瘙癢、單純糠疹、玫瑰糠疹、脂溢性皮炎等者外塗。

〔配方〕苦參300克，百部90克，野菊花90克，鳳眼草90克，樟腦125克，75％酒精3000毫升。

〔製法〕將苦參、百部、野菊花、鳳眼草四藥洗淨切碎，裝入大口瓶內，倒入酒精，加蓋浸泡10日去渣，然後再放入樟腦，溶化後即成。

〔用法〕用毛刷蘸藥外塗患處，每日2～3次。

〔功效〕清熱解毒，殺蟲止癢。

十一、脂溢性皮炎

診斷要點

1.有皮疹損害和瘙癢感。

2.頭皮發生乾燥性呈糠秕狀白屑脫落，易脫易生。也可為油脂狀淡黃色鱗屑，黏在髮間或頭面、耳項。伴有丘疹，搔之有血漬和滋水。

藥酒療法

法1　白屑風酊

〔適用〕本酊適於症屬濕熱蘊結、症見頭面彌漫性紅斑、間有小丘疹、小片糜爛滲出、瘙癢、或兼稀疏脫發的脂溢性皮炎者外塗。

〔配方〕蛇床子 40 克，苦參片 40 克，土槿皮 20克，薄荷腦 10 克，75％酒精 1000 毫升。

〔製法〕將上藥共研細末，用酒精 80 毫升，先將藥粉滲透，放置 6 小時，然後再加入酒精 920 毫升，浸泡 7 日，即成。

〔用法〕蘸藥搽患處，每日 2～5 次。

〔功效〕清熱燥濕，祛風止癢。

十二、痤　瘡

診斷要點

1.好發於青春期男女的顏面、上胸和肩背等皮脂發達部位。

2.與毛孔一致的小丘疹或黑頭丘疹，有時頂部發生小膿瘡，有的可能成脂瘤或癤腫。

藥酒療法

法1 重樓酊

〔適用〕本酊適於症見面部或胸背起毛囊性紅丘疹、或有膿疱、觸之疼痛的尋常痤瘡者擦塗。

〔配方〕重樓 100 克，白酒 500 毫升。

〔製法〕將重樓洗淨，搗碎，放入白酒中浸泡 15 日後即成。

〔用法〕用棉簽蘸藥外塗患處，每日 3～5 次。

〔功效〕清熱解毒，清腫止痛。

十三、蕁麻疹

診斷要點

1.損害為風團，鮮紅色或瓷白色，突然發生，數小

時後消退，不留痕蹟，反覆成批發生。

2.會有噁心、嘔吐、腹瀉和腹痛，還可能出現胸悶、氣急、呼吸困難等。

藥酒療法

法1 浮萍酊

〔適用〕本酊適於症屬風熱、症見皮膚起風團、色紅而癢、時起時消的蕁麻疹者塗搽。

〔配方〕鮮浮萍 60 克，白酒 250 毫升。

〔製法〕將鮮浮萍洗淨，搗爛，放入白酒中浸泡 5 日後去渣即成。

〔用法〕每日 4～5 次，塗搽患處。

〔功效〕祛風止癢，清熱解毒。

十四、熱　癤

診斷要點

1.好發於面、頸部及臀部。

2.初起為一紅色高起的毛囊性丘疹，逐漸增大、變硬，周圍浸潤明顯。

3.局部觸之堅硬，很快頂部化膿，形成膿栓。

4.膿栓脫出，膿液排出，結痂而癒。

藥酒療法

法1 大黃冰片酊

〔適用〕本酊適於熱癤、痱子、症屬熱毒蘊結者外搽。

〔配方〕生大黃 30 克，冰片 30 克，黃芩 10 克，黃連 9 克，75％酒精 500 毫升。

〔製法〕將大黃、黃芩、黃連用清水洗淨切碎，放入酒精中浸泡 10 日後，去渣即成。

〔用法〕用藥外搽患處，每日 1～2 次。

〔功效〕清涼解毒。

十五、痱　子

診斷要點

1. 常見於夏秋炎熱季節，好發於頭面、頸項、胸、背、腋下、肘窩、腹股溝等處。

2. 初起皮膚發紅，漸即出現針頭大小丘疹，排列密集而不融合，輕度瘙癢，灼熱刺痛。

藥酒療法

法1 二黃酊

〔適用〕本酊適於症見粟疹密布皮膚、遇熱則甚、

癢劇難忍的痱子患者塗搽。

〔配方〕生大黃 6 克，黃連 5 克，冰片 4 克，75%
酒精 150 毫升。

〔製法〕將以上藥物研成細末，裝入瓶內，加入白
酒浸泡 10 日即成。

〔用法〕每日 3～5 次，用棉簽蘸藥塗搽患處。用
藥 1～2 天即癒。

〔功效〕瀉火解毒，清熱止癢。

十六、雞　眼

診斷要點

1. 多生於成年人的足底前端或足趾間。

2. 通常只有 1～2 個，大小似豌豆。

3. 起初受壓處皮膚增厚，表面黃白色，疼痛不堪，
繼則根陷肉裡，頂起硬凸，受壓則痛，走路不便。

藥酒療法

法 1　雞眼酊

〔適用〕適於雞眼患者塗搽。

〔配方〕補骨脂 40 克，烏梅肉 10 克，95 % 酒精
80 毫升。

〔製法〕將上藥用清水洗淨，切碎，用酒精浸泡 5

日後即成。

〔用法〕將藥塗搽患處，每日３次。

〔功效〕軟化角質。

十七、凍　瘡

診斷要點

1.常發生於寒冷季節。常見於手指、足趾、耳廓等部位。

2.患部出現紫紅或紫藍色腫脹，遇熱則癢，重者起疱，潰瘍而疼痛。

藥酒療法

法1 櫻桃酒

〔適用〕本酒適於凍瘡無破潰者塗搽。

〔配方〕櫻桃 60 克，白酒 250 毫升。

〔製法〕將櫻桃浸泡於白酒中，經 10 日後即成。

〔用法〕用棉球蘸液塗患處，每日 1～3 次。

〔功效〕祛風除濕，溫經通絡。

十八、斑　禿

診斷要點

1.頭部局限性圓形或橢圓形斑狀脫髮，邊緣清楚，直徑 1～4 公分大小不等。

2.脫髮區皮膚正常，光滑發亮無鱗屑。

3.毛囊口清楚可見，脫落的頭髮根部上粗下細。

藥酒療法

法1 蟲草酊

〔適用〕本酊適於斑禿、脂溢性脫髮、小兒頭髮生長遲緩者塗搽。

〔配方〕冬蟲夏草 30 克，白酒 120 毫升。

〔製法〕將冬蟲夏草洗淨，晾乾，浸泡在白酒內，加蓋密封，10 日後去渣即成。

〔用法〕蘸藥外塗患處，每日 2 次，每次用牙刷塗摩 1～3 分鐘。

〔功效〕補益氣血，生髮烏髮。

十九、單純疱疹

診斷要點

1.皮疹初起有灼熱或輕度瘙癢感,隨即出現紅斑,以針尖大,集簇小水疱,糜爛,最後結痂,脫落。

2.好發於皮膚和黏膜的交界處。

藥酒療法

法1 藤黃酊

〔適用〕適於單純疱疹、帶狀疱疹患者搽塗。

〔配方〕藤黃 20 克,95％酒精 70 毫升。

〔製法〕將藤黃研末,加入酒精和勻即成。

〔用法〕每日外塗 1～2 次。

〔功效〕清熱解毒,收斂止痛。

二十、傳染性軟疣

診斷要點

1.發生於皮膚的半球形小丘疹,中央呈臍凹狀,內有乳酪樣物質。

2.多見於兒童和青年、好發於軀幹、四肢、面部及陰囊。

藥酒療法

法1 骨碎酊

〔適用〕本酊適於傳染性軟疣患者外塗。

〔配方〕骨碎補 20 克，70％酒精 80 毫升。

〔製法〕將骨碎補浸於酒精內，2 日即成。

〔用法〕每日外塗疣體 2 次。

〔功效〕活血和絡。

二十一、體　癬

診斷要點

1.基本損害為排列成環狀或弧形的針尖大小的暗紅色丘疹、小水疱、結痂或鱗屑，有中心癒合向外擴展傾向。

2.除頭皮、掌跖和甲板外，全身均可能累及。

3.夏季加重，冬季減輕或痊癒。

藥酒療法

法1 土槿皮酒

〔適用〕本酒適於體癬、股癬患者外塗。

〔配方〕土槿皮、羊蹄根各 180 克，制川烏、檳榔、百部、海桐皮、苦參各 30 克，蛇床子、千金子、

地膚子、番木鱉、蛇衣、大楓子各 15 克，蜈蚣末 9 克，白信、斑蝥各 6 克，白酒 2500 毫升。

〔製法〕將上藥入白酒中密封浸泡 15 日後即成。

〔用法〕蘸藥外塗患處，每日 1～3 次。

〔功效〕殺蟲止癢。

二十二、神經性皮炎

診斷要點

1. 原發損害為成群的針頭到米粒大的多角形扁平發亮的丘疹，呈皮膚色或淡褐色。如不治療，皮膚增厚，皮紋變粗，發展成苔蘚樣變。

2. 好發於受摩擦部位，尤以頸部為多。

3. 劇烈瘙癢。

藥酒療法

法1 復方斑蝥酊

〔適用〕本酊適於神經性皮炎患者使用。

〔配方〕斑蝥、蜈蚣各 10 克，水楊酸 30 克，樟腦、薄荷各 10 克，75％酒精 1000 毫升。

〔製法〕將斑蝥、蜈蚣放入酒精內，浸泡 10 日後去渣，加入水楊酸、樟腦、薄荷即成。

〔用法〕蘸藥外塗患處，每日 2 次。一般 2 個月可

癒。

〔功效〕攻毒熄風。

二十三、血栓閉塞性脈管炎

〔診斷要點〕

1. 好發於青壯年，以四肢末梢趾指多發。

2. 患肢怕冷、疼痛、間歇性跛行，受累動脈搏動減弱或消失，病程呈週期性發作，最後肢端發生潰瘍壞死。

〔藥酒療法〕

法1 〔紅靈酒〕

〔適用〕本酒適於脈管炎未潰期，尤其是陰寒證患者塗擦。

〔配方〕當歸60克，紅花30克，川椒30克，樟腦15克，肉桂60克，細辛15克，乾薑30克，95％酒精1000毫升。

〔製法〕將上藥浸泡於酒精中，7日後即成。

〔用法〕外塗患處或揉擦，每日2～3次。每次擦20分鐘。

〔功效〕活血、消腫、止痛。

二十四、白癜風

診斷要點

1.開始出現單個或多個大小不等、形狀不一的白色斑塊，以後逐漸擴大，數回也增多，可互相融合成片，白斑界限清楚。

2.無自覺症狀，局部感覺及分泌功能均正常，但對日光較為敏感，稍曬即發紅。

藥酒療法

法1 前胡補骨脂酊

〔適用〕本酒適於症見皮膚大小不等白斑、邊界清楚、周圍色素加深、無自覺症狀的白癜風患者外搽。

〔配方〕補骨脂 30 克，前胡 20 克，防風 10 克，75％酒精 100 毫升，氯仿 50 毫升。

〔製法〕補骨脂、前胡浸泡於酒精中，防風浸於氯仿中，浸泡 10 日後，過濾取汁混合均勻後，裝瓶避光備用。

〔用法〕每日 2 次，外搽患處。

〔功效〕祛風和血，增色去斑。

第三節　養生保健藥酒

一、延年益壽藥酒

　　健康是生命活動的重要保證，而健康身體的關鍵則是臟氣的勃勃生機，故壽之長短實取決於臟氣。臟氣旺盛，抗邪有力，百病不生，則生命長壽。常服藥酒可使臟氣旺盛，增強體質，延年益壽。其酒方如下：

方1 長生酒

　　〔適用〕本酒適於養生保健者飲用。

　　〔配方〕枸杞子、茯苓、生地黃、熟地黃、山萸肉、牛膝、遠志、五加皮、石菖蒲、地骨皮各18克，白酒1500毫升。

　　〔製法〕將上藥切成小塊，放入白酒中浸泡14日即成。

　　〔用法〕每日1～2次，每次飲服15～20毫升。

　　〔功效〕養精補血，養心安神。

方2 延齡酒

　　〔適用〕本酒適於養生保健、精血不足、脾虛濕困者飲服。

　　〔配方〕枸杞子240克，龍眼肉120克，當歸60克，炒白朮30克，大黑豆350克，白酒4000毫升。

〔製法〕將上述藥物切片，浸泡於白酒中 7 日即成。

〔用法〕每日 2 次，每次 20 毫升。

〔功效〕益陰養血，補脾祛濕。

方3 延壽酒

〔適用〕本酒適於養生保健、身體羸弱、鬚髮早白者飲用。

〔配方〕黃精 80 克，天冬 60 克，蒼朮 80 克，松葉 100 克，枸杞子 100 克，白酒 2000 毫升。

〔製法〕將上藥加工碎，浸泡於白酒中，15 日即成。

〔用法〕每日 2 次，每次飲服 20 毫升。

〔功效〕滋養肺腎，補精填髓。

方4 益壽酒

〔適用〕本酒適於養生保健、老年腎虛、風濕阻絡者飲服。

〔配方〕熟地、秦艽、麥冬各 45 克，生地、當歸、五加皮各 60 克，川萆薢、懷牛膝、蒼朮、陳皮、川斷、枸杞子、丹皮、木瓜各 30 克，羌活、獨活、小茴香、烏藥各 15 克，桂皮 7.5 克，白酒 5000 毫升。

〔製法〕將上藥加工碎，浸泡於白酒中 14 日即成。

〔用法〕每日 2 次，每次飲服 15～20 毫升。

〔功效〕添精補髓，強壯筋骨，驅風活絡，大補氣血。

二、扶羸抗衰藥酒

扶羸抗衰是透過益氣、養血、滋陰、助陽等途徑，以補人體氣血的不足，協調陰陽之偏頗，從而調動機體內在因素，激發機體自衛機制，增強機體自穩狀態，提高抵禦和祛除病邪的能力，從而達到防病抗衰之目的。常服藥酒可利人體氣血的不足，得到扶羸抗衰的作用。其常用的藥酒方如下：

方1 保元人參酒

〔適用〕本酒適於氣虛者飲服。

〔配方〕人參、黃芪各 100 克，甘草 40 克，白酒2500 毫升。

〔製法〕將上藥研碎，浸泡白酒中 14 日後即成。

〔用法〕每日 2 次，每次飲服 15 毫升。

〔功效〕補氣壯元。

方2 氣血雙補酒

〔適用〕本酒適於貧血等血虛者飲服。

〔配方〕人參 6 克，枸杞子 100 克，熟地 30 克，冰糖 100 克，白酒 2000 毫升。

〔製法〕將上藥浸泡於白酒中，浸泡 15 日後，將冰糖溶化煉至黃色，冷後加入酒中攪勻即成。

〔用法〕每日2次，每次飲服15～30毫升。

〔功效〕益氣補血。

方3 補陰人參酒

〔適用〕本酒適於陰虛內熱，口乾升火者飲服。

〔配方〕人參100克，生地、知母、制首烏、麥冬、女貞子、石斛各60克，白酒2500毫升。

〔製法〕將上藥浸泡於白酒中15日後即成。

〔用法〕每日2次，每次飲服15～30毫升。

〔功效〕補陰養血。

方4 助陽人參酒

〔適用〕本酒適於陽虛體弱、平時畏寒、腰腿酸軟者飲服。

〔配方〕人參100克，附片、肉桂各18克，巴戟肉、菟絲子、熟地、鹿角片各60克，白酒2500毫升。

〔製法〕將上藥浸泡白酒中15日後即成。

〔用法〕每日2次，每次飲服15～20毫升。

〔功效〕助陽益精。

方5 十全大補酒

〔適用〕本酒適於體質虛弱者飲服。

〔配方〕人參12克，白朮20克，茯苓30克，川芎20克，當歸30克，熟地30克，白芍30克，黃芪60克，肉桂20克，生薑12克，大棗（去核）20克，炙甘草6克，白酒2000毫升。

〔**製法**〕將上藥切成小塊，裝入紗布袋，放入白酒內，浸泡 15 日後即成。

〔**用法**〕每日 2 次，每次飲服 20 毫升。

〔**功效**〕氣血雙補，助陽固衛。

三、健腦益智藥酒

腦由髓匯集而成，具有憶、視、聽、嗅等生理功能。若腦髓「不滿」則會導致耳鳴目眩，以及精神萎頓，失眠健忘。中國醫學認為腎藏精，主骨生髓，肝藏血，精血同源。故腦之功能與肝腎精血的關係密切。下列藥酒有補益肝腎之功，可使肝腎精血旺盛，腦髓充實，記憶增強，精神飽滿。現將酒方介紹如下：

方1 ㉑㉒㉓地黃酒

〔**適用**〕本酒適於失眠、健忘、多夢、早衰者飲服。

〔**配方**〕熟地黃 240 克，枸杞子 120 克，制首烏 120 克，炒苡米 120 克，當歸 90 克，龍眼肉 90 克，白檀香 9 克，白酒 7000 毫升。

〔**製法**〕將上藥浸泡於白酒中，10 日後即成。

〔**用法**〕每日 1 次，睡前飲服 15 毫升。

〔**功效**〕滋陰養血，益智安神。

方2 山茰蓯蓉酒

〔**適用**〕本酒適於肝腎虧虛者飲服。

〔配方〕山藥 25 克，山萸肉 30 克，肉蓯蓉 60 克，五味子 35 克，杜仲 40 克，川牛膝 30 克，菟絲子 30 克，白茯苓 30 克，澤瀉 30 克，熟地黃 30 克，巴戟天 30 克，遠志 30 克，白酒 2000 毫升。

〔製法〕上藥加工碎浸泡白酒中，10 日後去渣即成。

〔用法〕每日 2 次，每次飲服 10～20 毫升。

〔功效〕補益肝腎，溫暖腰膝，安神定志，充精補腦。

四、壯陽回春藥酒

腎陽具有溫煦和推動臟腑組織器官進行正常的生理活動的功能。腎陽若虛不能榮養陰器可致陽痿陰冷、陽虛不溫臟腑，可致精冷不育，宮寒不孕；腎陽不溫脾陽，可致脾陽不振，出現形寒肢冷，體倦乏力等，腎陽虛失於固攝可致遺精等。常飲藥酒有溫腎陽的功效。若長期飲用，可使腎陽逐漸恢復，性機能逐步增強。可延續衰老，春顏回駐。其常用酒方如下：

方1 鹿茸蟲草酒

〔適用〕本酒適於腎陽虛衰、精血虧損者飲服。

〔配方〕鹿茸 20 克，冬蟲夏草 90 克，白酒 1500 毫升。

〔製法〕將上藥浸泡於白酒中，10 日後去渣即

成。藥渣曬乾研末備用。

〔用法〕每日 1 次，每次飲服 20～30 毫升，沖服
渣末 3 克。

〔功效〕溫腎壯陽，益精養血。

方 2 （助）（陽）（酒）

〔適用〕本酒適於腎陽虛損者飲服。

〔配方〕黨參 15 克，沙苑蒺藜 10 克，枸杞子 15
克，熟地黃 15 克，白丁香 10 克，遠志肉 4 克，沉香 4
克，荔枝肉 7 個，淫羊藿 10 克，白酒 1000 毫升。

〔製法〕將上藥加工碎，裝入紗布袋內，浸泡入白
酒內，3 日後隔水煮沸 15 分鐘，再浸泡 20 日即成。

〔用法〕每日 2 次，每次飲服 10～20 毫升。

〔功效〕補腎助陽。

主要參考文獻

漢・張仲景　《金匱要略》

漢・張仲景　《傷寒論》

唐・孫思邈　《急備千金要方》

唐・孫思邈　《千金翼方》

唐・王燾　《外臺秘要》

宋・王懷隱等　《太平聖惠方》

宋・陳師文等　《太平惠民和劑局方》

宋・趙佶　《聖濟總錄》

明・朱棣等　《普濟方》

明・李時珍　《本草綱目》

明・王肯堂　《證治準繩》

1970 年 11 月版　山東省中草藥展覽會《中草藥驗方選編》

1978 年 10 月版　李向中　《中醫學基礎》

1985 年 5 月版　金問濤　《實習醫師手冊》

1986 年 5 月版　江蘇新醫學院　《中藥大辭典》

1987 年 3 月版　張學庸等　《新編內科診療手冊》

1991 年 8 月版　劉久年　《飲酒的科學》

1993 年 8 月版　李中文等　《中藥學》

1993 年 9 月版　談煜俊等　《皮膚病實用方》
1993 年 9 月版　周文泉等　《新編中醫臨床手冊》
1994 年 6 月版　成肇仁等　《實用醫療保健手冊》

大展出版社有限公司
品冠文化出版社
圖書目錄

地址：台北市北投區(石牌)　　電話：(02)28236031
　　　致遠一路二段 12 巷 1 號　　　　28236033
郵撥：0166955～1　　　　　傳真：(02)28272069

・法律專欄連載・ 大展編號 58

台大法學院　　　法律學系／策劃
　　　　　　　　　法律服務社／編著

・武 術 特 輯・ 大展編號 10

26. 華佗五禽劍　　　　　　　　　　　劉時榮著　180元
27. 太極拳基礎講座：基本功與簡化24式　李德印著　250元
28. 武式太極拳精華　　　　　　　　　　薛乃印著　200元
29. 陳式太極拳拳理闡微　　　　　　　　馬　虹著　350元
30. 陳式太極拳體用全書　　　　　　　　馬　虹著　400元
31. 張三豐太極拳　　　　　　　　　　　陳占奎著　200元
32. 中國太極推手　　　　　　　　　　　張　山主編　300元
33. 48式太極拳入門　　　　　　　　　　門惠豐編著　220元
34. 太極拳奇人奇功　　　　　　　　　　嚴翰秀編著　250元
35. 心意門秘籍　　　　　　　　　　　　李新民編著　220元
36. 三才門乾坤戊己功　　　　　　　　　王培生編著　　元
37. 武式太極劍精華 +VCD　　　　　　　薛乃印編著　　元
38. 楊式太極拳　　　　　　　　　　　　傅鐘文演述　　元

・原地太極拳系列・ 大展編號 11

1. 原地綜合太極拳24式　　　　　　　　胡啓賢創編　220元
2. 原地活步太極拳42式　　　　　　　　胡啓賢創編　200元
3. 原地簡化太極拳24式　　　　　　　　胡啓賢創編　200元
4. 原地太極拳12式　　　　　　　　　　胡啓賢創編　200元

・道 學 文 化・ 大展編號 12

1. 道在養生：道教長壽術　　　　　　　郝　勤等著　250元
2. 龍虎丹道：道教內丹術　　　　　　　郝　勤著　300元
3. 天上人間：道教神仙譜系　　　　　　黃德海著　250元
4. 步罡踏斗：道教祭禮儀典　　　　　　張澤洪著　250元
5. 道醫窺秘：道教醫學康復術　　　　　王慶餘等著　250元
6. 勸善成仙：道教生命倫理　　　　　　李　剛著　250元
7. 洞天福地：道教宮觀勝境　　　　　　沙銘壽著　250元
8. 青詞碧簫：道教文學藝術　　　　　　楊光文等著　250元
9. 沈博絕麗：道教格言精粹　　　　　　朱耕發等著　250元

・秘傳占卜系列・ 大展編號 14

1. 手相術　　　　　　　　　　　　　　淺野八郎著　180元
2. 人相術　　　　　　　　　　　　　　淺野八郎著　180元
3. 西洋占星術　　　　　　　　　　　　淺野八郎著　180元
4. 中國神奇占卜　　　　　　　　　　　淺野八郎著　150元
5. 夢判斷　　　　　　　　　　　　　　淺野八郎著　150元
6. 前世・來世占卜　　　　　　　　　　淺野八郎著　150元
7. 法國式血型學　　　　　　　　　　　淺野八郎著　150元
8. 靈感・符咒學　　　　　　　　　　　淺野八郎著　150元

9. 紙牌占卜學	淺野八郎著	150元
10. ESP 超能力占卜	淺野八郎著	150元
11. 猶太數的秘術	淺野八郎著	150元
12. 新心理測驗	淺野八郎著	160元
13. 塔羅牌預言秘法	淺野八郎著	200元

·趣味心理講座· 大展編號 15

1. 性格測驗	探索男與女	淺野八郎著	140元
2. 性格測驗	透視人心奧秘	淺野八郎著	140元
3. 性格測驗	發現陌生的自己	淺野八郎著	140元
4. 性格測驗	發現你的真面目	淺野八郎著	140元
5. 性格測驗	讓你們吃驚	淺野八郎著	140元
6. 性格測驗	洞穿心理盲點	淺野八郎著	140元
7. 性格測驗	探索對方心理	淺野八郎著	140元
8. 性格測驗	由吃認識自己	淺野八郎著	160元
9. 性格測驗	戀愛知多少	淺野八郎著	160元
10. 性格測驗	由裝扮瞭解人心	淺野八郎著	160元
11. 性格測驗	敲開內心玄機	淺野八郎著	140元
12. 性格測驗	透視你的未來	淺野八郎著	160元
13. 血型與你的一生		淺野八郎著	160元
14. 趣味推理遊戲		淺野八郎著	160元
15. 行為語言解析		淺野八郎著	160元

·婦幼天地· 大展編號 16

1. 八萬人減肥成果	黃靜香譯	180元
2. 三分鐘減肥體操	楊鴻儒譯	150元
3. 窈窕淑女美髮秘訣	柯素娥譯	130元
4. 使妳更迷人	成 玉譯	130元
5. 女性的更年期	官舒妍編譯	160元
6. 胎內育兒法	李玉瓊編譯	150元
7. 早產兒袋鼠式護理	唐岱蘭譯	200元
8. 初次懷孕與生產	婦幼天地編譯組	180元
9. 初次育兒12個月	婦幼天地編譯組	180元
10. 斷乳食與幼兒食	婦幼天地編譯組	180元
11. 培養幼兒能力與性向	婦幼天地編譯組	180元
12. 培養幼兒創造力的玩具與遊戲	婦幼天地編譯組	180元
13. 幼兒的症狀與疾病	婦幼天地編譯組	180元
14. 腿部苗條健美法	婦幼天地編譯組	180元
15. 女性腰痛別忽視	婦幼天地編譯組	150元
16. 舒展身心體操術	李玉瓊編譯	130元
17. 三分鐘臉部體操	趙薇妮著	160元

・青春天地・ 大展編號 17

・健 康 天 地・大展編號18

·實用女性學講座· 大展編號 19

1.	解讀女性內心世界	島田一男著	150 元
2.	塑造成熟的女性	島田一男著	150 元
3.	女性整體裝扮學	黃靜香編著	180 元
4.	女性應對禮儀	黃靜香編著	180 元
5.	女性婚前必修	小野十傳著	200 元
6.	徹底瞭解女人	田口二州著	180 元
7.	拆穿女性謊言 88 招	島田一男著	200 元
8.	解讀女人心	島田一男著	200 元
9.	俘獲女性絕招	志賀貢著	200 元
10.	愛情的壓力解套	中村理英子著	200 元
11.	妳是人見人愛的女孩	廖松濤編著	200 元

·校園系列· 大展編號 20

1.	讀書集中術	多湖輝著	180 元
2.	應考的訣竅	多湖輝著	150 元
3.	輕鬆讀書贏得聯考	多湖輝著	150 元
4.	讀書記憶秘訣	多湖輝著	180 元
5.	視力恢復！超速讀術	江錦雲譯	180 元
6.	讀書 36 計	黃柏松編著	180 元
7.	驚人的速讀術	鐘文訓編著	170 元
8.	學生課業輔導良方	多湖輝著	180 元
9.	超速讀超記憶法	廖松濤編著	180 元
10.	速算解題技巧	宋釗宜編著	200 元
11.	看圖學英文	陳炳崑編著	200 元
12.	讓孩子最喜歡數學	沈永嘉譯	180 元
13.	催眠記憶術	林碧清譯	180 元
14.	催眠速讀術	林碧清譯	180 元
15.	數學式思考學習法	劉淑錦譯	200 元
16.	考試憑要領	劉孝暉著	180 元
17.	事半功倍讀書法	王毅希著	200 元
18.	超金榜題名術	陳蒼杰譯	200 元
19.	靈活記憶術	林耀慶編著	180 元
20.	數學增強要領	江修楨編著	180 元

·實用心理學講座· 大展編號 21

1.	拆穿欺騙伎倆	多湖輝著	140 元
2.	創造好構想	多湖輝著	140 元
3.	面對面心理術	多湖輝著	160 元
4.	偽裝心理術	多湖輝著	140 元

·超現實心理講座· 大展編號 22

24. 改變你的夢術入門　　　　　　　高藤聰一郎著　250 元
25. 21 世紀拯救地球超技術　　　　　深野一幸著　250 元

·養 生 保 健· 大展編號 23

1.	醫療養生氣功	黃孝寬著	250 元
2.	中國氣功圖譜	余功保著	250 元
3.	少林醫療氣功精粹	井玉蘭著	250 元
4.	龍形實用氣功	吳大才等著	220 元
5.	魚戲增視強身氣功	宮 嬰著	220 元
6.	嚴新氣功	前新培金著	250 元
7.	道家玄牝氣功	張 章著	200 元
8.	仙家秘傳祛病功	李遠國著	160 元
9.	少林十大健身功	秦慶豐著	180 元
10.	中國自控氣功	張明武著	250 元
11.	醫療防癌氣功	黃孝寬著	250 元
12.	醫療強身氣功	黃孝寬著	250 元
13.	醫療點穴氣功	黃孝寬著	250 元
14.	中國八卦如意功	趙維漢著	180 元
15.	正宗馬禮堂養氣功	馬禮堂著	420 元
16.	秘傳道家筋經內丹功	王慶餘著	280 元
17.	三元開慧功	辛桂林著	250 元
18.	防癌治癌新氣功	郭 林著	180 元
19.	禪定與佛家氣功修煉	劉天君著	200 元
20.	顛倒之術	梅自強著	360 元
21.	簡明氣功辭典	吳家駿編	360 元
22.	八卦三合功	張全亮著	230 元
23.	朱砂掌健身養生功	楊永著	250 元
24.	抗老功	陳九鶴著	230 元
25.	意氣按穴排濁自療法	黃啓運編著	250 元
26.	陳式太極拳養生功	陳正雷著	200 元
27.	健身祛病小功法	王培生著	200 元
28.	張式太極混元功	張春銘著	250 元
29.	中國璇密功	羅琴編著	250 元
30.	中國少林禪密功	齊飛龍著	200 元
31.	郭林新氣功	郭林新氣功研究所	400 元

·社會人智囊· 大展編號 24

1.	糾紛談判術	清水增三著	160 元
2.	創造關鍵術	淺野八郎著	150 元
3.	觀人術	淺野八郎著	200 元
4.	應急詭辯術	廖英迪編著	160 元

國家圖書館出版品預行編目資料

神奇藥酒療法／安在峰編著
　　——初版，——臺北市，品冠文化，2001〔民90〕
　　面；21公分，——（傳統民俗療法；9）
　　ISBN 957－468－089－4（平裝）
　　1.藥酒
　　418.914　　　　　　　　　　　　　90010293

北京人民體育出版社授權中文繁體字版

神奇**藥酒**療法　　　　　　ISBN 957－468－089－4

編 著 者／安　在　峰
責任編輯／秦　　　燕
發 行 人／蔡　孟　甫
出 版 者／品冠文化出版社
社　　址／台北市北投區（石牌）致遠一路2段12巷1號
電　　話／（02）28233123・28236031・28236033
傳　　眞／（02）28272069
郵政劃撥／19346241
E－mail／dah-jaan＠ms 9.tisnet.net.tw
承 印 者／國順印刷品行
裝　　訂／嶸興裝訂所
排 版 者／弘益電腦排版有限公司
初版1刷／2001年（民90年）9月

定　價／200元

●本書若有破損、缺頁敬請寄回本社更換●